国家科学技术学术著作出版基金资助出版

传染病信息学概论

主　编　宋宏彬　郝荣章　曾大军

科学出版社

北　京

内 容 简 介

本书概述了传染病信息学框架、体系和相关技术基础,详细阐述了传染病时空数据分析,传播动力学模型方法,复杂网络中传染病传播建模的原理、方法和应用。在传染病监测预警方法基础上,结合生物信息学及互联网大数据等方面的发展,重点介绍了基于基因组学和互联网大数据的传染病信息学研究进展及相关预测预警新技术,并在传染病监测技术基础上进一步介绍了传染病信息学在维护全球生物安全以及扩展应用到生物监测的有关情况,最后总结了传染病信息学当前面临的主要挑战以及在全球化时代传染病信息学 2.0 的发展方向。

本书可供传染病信息学专业科研人员及学生阅读和参考。

图书在版编目(CIP)数据

传染病信息学概论 / 宋宏彬,郝荣章,曾大军主编 . —北京:科学出版社 , 2017.12

ISBN 978-7-03-055474-1

Ⅰ . ①传⋯ Ⅱ . ①宋⋯ ②郝⋯ ③曾⋯ Ⅲ . ①传染病—信息学—概论 Ⅳ . ① R51-39

中国版本图书馆 CIP 数据核字 (2017) 第 281357 号

责任编辑:丁慧颖 杨小玲 / 责任校对:何艳萍
责任印制:肖 兴 / 封面设计:陈 敬

科 学 出 版 社 出版

北京东黄城根北街 16 号
邮政编码:100717

http://www.sciencep.com

中国科学院印刷厂 印刷

科学出版社发行 各地新华书店经销

*

2017 年 12 月第 一 版 开本:787×1092 1/16
2017 年 12 月第一次印刷 印张:9 1/2 插页 4
字数:200 000

定价:68.00 元
(如有印装质量问题,我社负责调换)

《传染病信息学概论》编写人员

主　　编　宋宏彬　郝荣章　曾大军

副 主 编　王立贵　钱　全　曹志冬

主　　审　孙岩松　马　慧　蒲　卫

编　　委（按姓氏汉语拼音排序）

曹志冬　郝荣章　贾雷立　李　浩　李　鹏

李沛翰　李振军　刘鸿博　马　慧　彭友松

蒲　卫　钱　全　邱少富　宋宏彬　孙岩松

王姣姣　王立贵　王全意　谢　靖　杨　朗

杨超杰　曾大军　张金萍　赵荣涛　祝丙华

前 言

传染病信息学是管理和分析传染病相关数据的一个新兴多学科交叉研究领域，主要采用信息计算的定量化和可视化方法研究传染病流行的发生、发展、演化规律，是构建传染病疫情及症候群的实时监测与预警体系、挖掘传染病疫情的时空传播规律、揭示内在传播扩散机制、评估公共卫生事件应急响应措施的有效性、提供数据和模型驱动的传染病防控科学决策支持的有效方法。目前传染病信息学在国外已有了长足的发展，而在国内传染病信息学从理论到应用才刚刚起步。

因此，国内迫切需要一本系统介绍传染病信息学基本理论和技术、应用实例的专业书籍来满足公共卫生研究与卫生管理人员的需求，为他们深入掌握和应用传染病信息学提供一个切入点，也为他们如何更好地搜集数据、更有效地分析数据，乃至如何做出更科学的防控决策提供有益参考。

本书共9章，第1章和第2章阐述传染病信息学基本理论和基本技术；第3～5章阐述传染病时空数据分析算法和模型；第6章和第7章介绍传染病信息学在监测预警领域的应用；第8章介绍传染病信息学在生物安全领域的拓展；第9章分析传染病信息学面临的主要挑战并展望未来发展方向。各个章节有机结合，从理论到实际应用全方位地介绍传染病信息学技术在传染病防控中的应用。

本书所介绍的内容既有疾控专业人员和卫生决策者所需具备的传染病信息学基本知识，也有传染病流行病学研究者需关注的前沿研究方向和未来发展展望；既有理论与技术的概述，也有大量实际应用案例介绍与分析，使读者能更容易理解和掌握传染病信息学基本理论、技术与发展趋势。本书也为预防医学、生物统计学、兽医学、信息系统学、计算机科学、公共管理和政策等多个不同学科的在校本科生和研究生提供传染病信息学的概念、技术和实践相关知识。

本书作者均为从事传染病信息学研究及传染病预防与控制工作的专业人员，对传染病信息学的历史脉络、前沿理论和实践应用有着深刻的认识和见解，在此，对参与本书编写的所有人员表示感谢。本书的部分内容来源于国家重大传染病科技专项（2017ZX10303401，2013ZX10004218）和国家重点研发计划（2016YFC1200700）的研究成果，此外，本书的出版得到了国家科学技术学术著作出版基金的资助，在此一并表示衷心感谢！

由于本书作者受各自领域学识水平所限，文中难免存在一些不足、疏漏之处，在此恳请读者不吝指正！

编 者

2017 年 8 月 1 日

目　　录

彩图

第1章 概 论

1.1 导言

　　传染病流行，古时人们称之为瘟疫，既神秘又古老。几百年前，人们还认为传染病流行是一种天罚，科学文明降临以后，才逐渐认识到传染病是由病原微生物引起的能在人与人、动物与动物或人与动物之间相互传播的疾病。

　　人类在传染病面前是非常脆弱的，历史上人类曾多次遭遇灭顶之灾。据不完全统计，有史证以来，传染病造成的死亡人数远远超过战争、饥饿、地震、洪水等灾难造成的死亡人数之总和。例如，1918 年的西班牙流感在短时期内迅速杀死的人数超过 5000 万 [1]；中世纪，鼠疫横行使得欧洲人口减少近 1/3；死于天花的人口数量更是以亿计，庞大的印加帝国因天花流行而灭绝。当前，科技文明虽高度发达，然而，艾滋病 [2]、病毒性肝炎 [3]、鼠疫 [4, 5]、严重急性呼吸综合征（SARS）[6-8]、甲型 H1N1[9-11] 等重大传染病仍不时肆掠人间，给人类带来了巨大的生存危机。

　　进入 21 世纪以后，SARS、人禽流感、甲型 H1N1 等重大传染病流行接连出现，频率和强度呈不断增强趋势，达到空前的历史水平。究其原因，生态破坏、环境污染、城市化加剧、人口高度集中、生产生活方式改变、药物泛滥等问题或许是传染病频发的重要影响因素 [12, 13]。此外，交通工具的高度发达和全球经济的一体化，使得世界成为"地球村"，24 小时以内，人们可以抵达地球上任一角落，这意味着任一区域性传染病都有可能在短时期内发展成为全球性的大流行 [14, 15]。无论是传染病出现频率的增强，还是传染病传播流行能力的极大提升，都使人类社会面临着越来越严峻的传染病流行的重大威胁。

　　自古以来，人们就在积极探索应对传染病流行的有效途径，根据对传染病流行现象的长期观察，不断积累应对传染病的历史经验。人们发现，及时将被感染者隔离起来，焚烧其衣物和居室能够有效遏制传染病的进一步流行。如果将接触过传染病患者的人也一并隔离，效果则更加显著。几百年前，限于知识水平的不足，人们不清楚传染病因何而起，也不知道它的致病机制，更不明白它是如何成批地杀死正常人群，无从知晓其幽灵般地突然出现有何规律性或早期征兆。然而，基于隔离等朴素的观点，人们还是寻找到了一条行之有效的自我保护途径——只要保持与传染病患者一定的距离就

· 1 ·

能够保护自己免受"上帝的惩罚"。

直到病原微生物的发现，人类对抗传染病的历史才开始步入科学与理性的范畴，经验防控逐步发展到科学防控。分子生物学、病原学、预防医学等学科得到蓬勃发展，并已成为应对传染病的强大工具。

新发突发传染病流行时，最根本性的方法是快速研制特异性药物迅速救治传染病患者，亦或提前在人群中普遍接种疫苗以建立抵御感染的屏障[16]。然而，传染病流行具有出现突然、暴发性增长、传染人群庞大、演变复杂等特点，基于病原学等方法研制特效药的方式往往需要一个较长的时间周期，且受到科技水平的局限，实践中很难满足传染病防控的高时效性需求。同样，研制疫苗并在易感人群中普遍接种需要较长时间周期，实践应用受到很大局限。

历史经验表明，暴发性传染病流行时，及时有效的应对方法是快速识别并隔离传染源、切断传播途径以保护未受感染的正常人群等措施[17]，它能最大限度地减缓疫情带来的不利影响。这就需要从流行病学角度来分析传染病流行的特征、流行规律、演化模式、影响要素及防控措施对疫情的影响等，使疫情防控的决策方法更为科学、更有针对性，使有限的防控资源取得最大成效。

在与传染病斗争了几千年后，人们切实认识到单纯依靠临床医学来提高个体治疗并不能最终达到消灭疾病、提高人群整体健康水平的目的。长期实践表明，基于宏观的角度，探究传染病在人群中的传播、发生和发展，即流行病学，才是真正有效应对新发突发传染病流行的手段。

流行病学的兴起和发展与数学方法的不断完善密切相关，它是采用数学方法从群体水平上研究疫情传播规律及环境与健康的关系。随着对疾病认识的不断深入，更多更精巧的数学方法被应用于研究传染病的流行，流行病学逐渐从一门实用科学发展成为方法论科学，其原理和方法不断向精确化和系统化方向发展，应用范围日益扩大，成为既古老又时新的科学研究。

21世纪是网络信息化的时代，信息、计算机与网络科学的兴起正在改变世界，深刻影响各个学科的发展，改变了流行病学研究的传统模式。①疫情相关数据的收集逐步从传统的流行病学调查和病例诊断报告，扩展到基于 Web 社会媒体（web social media）的数据收集与疫情监测[18-20]；②地理信息科学的发展，使得传统采用的基于样本独立的经典统计方法逐渐发展到基于空间相关性假设的空间统计分析方法[21-26]；③流行病学不断与其他学科交叉融合，发展出新的学科，如传染病信息学[27, 28]、空间流行病学[25, 29, 30]等；④全球化使疫情防控面临空前挑战，世界各国联防联控已成为不可替代的疫情应对方式，开放模式的研究方法已成为重要方式[14, 15]；⑤疫情出现和演化的不确定性急剧增强，异构特性对疫情整体发展的影响越来越大，仿真模拟和随机性建模方法将是非常有效和可靠的研究手段[31-34]。

　　如何适应新形势的发展需求，充分利用现代科学发展的新方法和新技术，增强应对重大传染病威胁的能力和水平已成为迫切需求。

1.2　概述

1.2.1　传染病信息学基本定义

　　传染病信息学是采用信息计算的定量化方法对于传染病流行的发生、发展、演化规律及人为干预措施之于传染病的防控效果进行系统、客观研究的一门学科。传染病信息学能够为传染病监测预警系统及突发重大传染病的科学防控提供支撑。

　　传染病信息学是一门多学科交叉的流行病学研究分支，它主要利用现代信息技术手段，例如，时空分析技术、概率模型、动力学建模和复杂网络建模等预警分析技术，构建传染病疫情及症候群的实时监测与预警体系，挖掘传染病疫情的时空传播规律，揭示内在传播扩散机制，评估公共卫生事件应急响应措施的有效性，为新发突发重大传染病疫情的应急响应与防控提供科学化的技术手段。

1.2.2　传染病信息学的研究方式

　　传染病流行中出现的各类现象及人与传染病互动的过程中，传染病信息学需要尽可能性地保持科学性。这就是说，传染病信息学并不是将自己的研究建立在无确凿证据的经验知识，而是依赖于科学证据，这些证据主要通过对传染病流行及人与传染病互动中的各类现象进行观察获得。传染病流行是一个高度复杂且动态变化的复杂巨系统，不同时间、不同区域、不同对象人群中暴发传染病流行的特征与传播模式会有很大差异，任何应对方式的制订都需要因时因地因人的根据所获取的科学数据来做出科学判断。

　　自然科学研究中，已有非常成熟的对客观事物进行客观研究的科学手段。例如，物理学研究中，只有当实验结果能够在重复实验中进行重现，实验方案及其结果方可被接受。

　　然而，对于传染病流行这一特殊领域，由于研究对象是人，因此，无法做重复性的科学实验。显然，我们不可能故意在人群中制造某种传染病以获取在特定监控手段下的科学数据，更不可能一而再，再而三的重复这一实验过程。对于具有特定时空域和特定人群中的传染病暴发和流行，均是独特的科学样本，具有一次性，不可重复。

　　因此，传染病信息学的研究手段往往不是基于控制实验，而是基于观察。在传染病流行现象及人与传染病互动的过程中，会产生大量数据。例如，人被感染后，会显现症状，便会形成症状特征观察数据；显现症状的时间记录，便会形成发病时间数据；病例所在家庭住址记录，便形成了家庭地址数据；病人购买相关药物，便会形成药品销售记录数据；病人不能去上学，便会形成学校缺勤记录数据；病人在互联网上自诉症状以求医问药，则会形成网络文本记录数据。针对这些传染病相关数据进行一定规则下的系统性的数据收集和整理，便形成了当前各色各样的传染病监测系统，它为传染病信息学研究提供必不可少的数据基础。

基于各类传染病监测系统获取的监测数据，对传染病流行进行科学性的判断和逻辑推理，是传染病信息学的核心工作，它是从数据表象通往理性认识及由此形成科学决策的必由之路。从这个角度来看，任何能够实现对传染病监测数据进行科学判读从而实现对传染病流行问题的理性认识的方法和技术，均属于传染病信息学的理论范畴。这是一个相对广义的界定，它并不局限于某一假设、某一定律、某一方法准则、某一技术范式。例如，基于传染病数据的经典统计分析方法是传染病信息学研究，因为它能提供对传染病在时间、空间和人群间分布的宏观特性的科学认识，而这一科学认识是传染病监测数据所无法直接提供的；基于传染病监测数据的传播动力学建模分析也是传染病信息学研究，因为它能提供传染病在人群中传播扩散的动力学特性及传染病流行的宏观趋势，这些科学认识也是传染病监测数据所无法直接提供的；基于地理信息系统（Geographic Information System，GIS）的传染病数据可视化技术也是传染病信息学研究，因为它以一种非常直观的方式将监测数据转化为一种易于人类视觉判断的整体感知，这也是传染病监测数据所无法直接提供的。

利用传染病信息学方法，能够显著提升传染病早期预测、预警分析的能力，增强时效性与准确度，实现从传染病流行病学特征描述到内在机制过程演化规律挖掘的突破与升华。

1.2.3 发展传染病信息学的目的与意义

当前社会，人口不断向城市高度集中，群居混居十分普遍，发达的交通网络更使得人群的活动交往达到空前的广度和深度，急剧增强了新发突发传染病流行的重大威胁。我国是世界上人口最多的国家，人口聚集度很高，跨国界、跨地区的人口流动非常频繁，急性传染病一旦在人群中暴发便将造成极为严重的后果。

最近 10 年，我国接连遭遇 2003 年 SARS 流行、2005 年人禽流感流行、2009 年甲型 H1N1 流行等重大疫情，它们不仅严重威胁公众生命安全，而且事关社会稳定与国家安全，制约我国经济可持续发展和人民健康水平的提高，如何有效应对重大疫情带来的公共卫生危机已成为我国政府面临的严峻挑战。

2003 年 SARS 流行是中华人民共和国成立以来我国面临的最大一次传染病威胁，

我国公共健康体系面临前所未有的艰巨挑战。事实证明，在应对重大传染病流行以保障我国人民生命健康方面，仍有相当长的路要走。SARS 事件平息以后，中国公共卫生部门不断总结经验教训，反思如何更科学有效地应对突发重大疫情的威胁。于是，我国先后启动了"国家救灾防病报告管理信息系统"和"传染病疫情网络直报系统"，军队系统也同步建立了"全军传染病疫情信息监测系统"。国家、省市及军队体系建立了面向重大传染病疫情事件的应急指挥系统，这些举措使我国的传染病疫情监测与防控水平得到了显著提升。目前，我国已积累了传染病疫情和媒介生物方面的海量数据，取得了举世瞩目的成就。然而，疫情数据的科学利用仍然严重不足，主要体现：①疫情数据的分散、孤立、标准不统一、非结构化、时空尺度不一致等现象仍然非常普遍；②影响传染病流行的自然因素和社会因素的作用机制的挖掘不充分；③现有的监测预警系统往往只考虑传染病病例在时空上的分布变化，缺乏对主导传染病流行的自然因素和社会因素的考虑，使得预测预警的时效性较为滞后，缺乏前瞻性的预判；④疫情信息来源较为单一，监测预警效果不理想，无法实时地捕捉到疫情动态变化的早期征兆；⑤疫情数据积累很多，但相应的科学分析方法、技术和工具相对落后，难以满足疫情应对处置的现实需求。以上不足，严重制约了我国对传染病疫情的实时掌控和应急防控的能力，极大地限制了制定防控策略的科学化水平。综合运用现代多学科交叉的信息技术方法，发展一套基于病原、自然环境、社会环境及网络舆情环境等多源信息整合的体系化的传染病信息学理论与方法，不仅十分必要，而且非常迫切。

目前，我国已基本建设完成一套覆盖 47 000 家哨点医院的传染病网络直报系统，已基本实现了对覆盖我国全境的 39 类法定传染病的实时监测。目前基于此套监测系统构建与之配套的传染病疫情监测预警分析系统，主要根据不同时空区域的传染病病例数量进行异常模式探测。尽管目前正在投入运营的传染病监测预警方法能够达到一定程度的监测预警效果，但也存在明显的不足，主要体现：①预警时间节点要晚于公共卫生部门上报病例的时间节点，因此，预警时间节点较为滞后，时效性仍然不足；②传染病疫情流行是病原体与自然环境和社会环境相互作用的结果，自然环境和社会环境是"成因"，不同时空区域出现的病例是"结果"，现有的预警体系主要针对"结果"，不对影响疫情的自然环境和社会环境"成因"进行监测与分析，因此，无法对大范围、广尺度、宏观层面的疫情动态趋势进行前瞻性预测，无法在疫情流行结果出现之前即迅速、灵敏地预判出传染病流行的变化动向与未来发展趋势。因此，有必要发展适应我国国情的、与现有的监测预警体系互补的、从传染病疫情"结果"监测扩展到"成因"监测的具有前瞻性预测效果的传染病信息学预测预警方法，这对我国的公共卫生防控有重要意义。

传染病流行是一个演变复杂、实时动态变化、多成因关联、涉及面广泛的复杂巨系统，实时快速地捕捉到传染病疫情中的各种异征兆、变化和动向是极其困难的，并且是关键难点，直接关系到预测预警的实施效果。现有的监测预警系统虽然能够监测医院上报的病例信息，然而，仍有大量反映疫情实时动向的公共卫生信息却并未进入医院监测的范畴，就医的群体只是传播源的一部分，而且只有当严重影响个人正常生活的症状出现时才会选择就医，使得预警的时效性变差。近年来，互联网已跨入 Web社会媒体时代，社交化、即时化、个性化已成为不可逆转的发展趋势，博客、微博客、社交网络、移动网络等创新的网络信息传播模式不断革新，正在急剧改变人们的生活方式，人们乐于在网络空间中分享各自的地理空间信息，积极播报身边发生的各类事件，并注明时空地理位置信息。这将给公共卫生监测体系带来新的机遇和挑战。Web社会媒体中的时空信息拥有极其巨大的应用价值，在突发公共卫生事件的应急响应中尤其重要。任何一个区域和地区性的疫情暴发，往往会成为网络舆情热点，大量民众会自发地把发生在自己身边的疫情相关的第一手资料共享到网络上，对这些网络空间中的公共卫生信息进行实时监测与分析，能够非常灵敏地捕捉到疫情暴发的各类实时信息及其动态变化，这一新兴手段的监测模式将给公共卫生事件监测和应急防控带来重大革新。例如，基于 Web 社会媒体数据的在线监测与分析，HealthMap（http://www.healthmap.org/zh/）实时追踪了 2009 年甲型 H1N1 全球大流行,成为世界卫生组织（WHO）的重要参考信息。我国拥有近 5 亿网民，在我国人口中的普及极广。Web 社会媒体与移动网络的广泛普及，使得每个人都可以成为一个智能传感器，每个人在社会和自然环境中自主移动，参与各项活动，并通过感觉器官对周围环境中发生的变化进行全面的感知、解读与集成，最后利用信息技术手段，在网络平台上分享感知得到的各类信息与知识。亿万网民群体则构成了一个极其庞大的社会传感器网络，对其提供的海量时空信息和知识进行加工处理，将能够有效监测传染病疫情的当前发展态势，实时评估各类公共健康风险，实现对传染病流行趋势进行快速及时地预测与预警。

目前，基于 Web 社会媒体对传染病疫情进行监测的新方法和新技术已成为国际前沿热点，以美国为首的西方国家及 WHO 正在全力构建网络空间中的疫情监测体系。我国虽有学者在这方面开展了一些前瞻性理论研究，但缺乏成套的技术体系，更无成熟实用的技术平台。面向未来，我国新一代的传染病预测预警体系中必须加入基于Web 社会媒体的新的监测预警手段，与传统的监测预警方法形成互补，综合起来共同构成更为完善的传染病预测预警体系。本书中的传染病信息学方法将在基于 Web 社会媒体的传染病监测预警方面开展尝试性工作。

参 考 文 献

[1] Mills CE, Robins JM, Lipsitch M. Transmissibility of 1918 pandemic influenza. Nature, 2004, 432(7019): 904-906.

[2] Cohen J, Pape J. GLOBAL HEALTH Haiti's Quake Shifts Clinic's Focus From AIDS to Aid. Science,

2010, 327(5965): 509.

[3] Zaki SA, Asif S, Dadge D, et al. Co-existence of viral hepatitis with malaria. Journal of Postgraduate Medicine, 2009, 55(3): 233.

[4] Taubes G. Prosperity's Plague. Science, 2009, 325(5938): 256-260.

[5] Stenseth NC. Plague and the end of antiquity. Science, 2008, 321(5890): 773-774.

[6] Anderson RM, Fraser C, Ghani AC, et al. Epidemiology, transmission dynamics and control of SARS: the 2002-2003 epidemic. Philosophical Transactions of the Royal Society of London Series B-Biological Sciences, 2004, 359(1447): 1091-1105.

[7] 王劲峰, 孟斌, 郑晓瑛, 等. 北京市 2003 年 SARS 疫情的多维分布及其影响因素分析. 中华流行病学杂志, 2005, 26(3): 164-168.

[8] Anderson LJ. Twenty-first century plague—The story of SARS. Science, 2005, 310(5747): 444-445.

[9] Yang Y, Sugimoto JD, Halloran ME, et al. The Transmissibility and Control of Pandemic Influenza A (H1N1) Virus. Science, 2009, 326(5953): 729-733.

[10] Fraser C, Donnelly CA, Cauchemez S, et al. Pandemic Potential of a Strain of Influenza A (H1N1): Early Findings. Science, 2009, 324(5934): 1557-1561.

[11] Cohen J. A Race Against Time to Vaccinate Against Novel H1N1 Virus. Science, 2009, 325(5946): 1328-1329.

[12] Howlett R. Infectious disease—Past and future of an old foe. Nature, 2004, 432(7019): 817.

[13] Michor F, Nowak MA. Immunology and evolution of infectious disease. Nature, 2002, 420(6917): 741-742.

[14] Colizza V, Alain B, Marc B, et al. The role of the airline transportation network in the prediction and predictability of global epidemics. Proceedings of the National Academy of Sciences of the United States of America, 2006, 103(7): 2015-2020.

[15] Chan Y, Xu MRH. SARS: Epidemiology. Respirology, 2003, 8: S9-S14.

[16] Villegas P, Hamoud M, Purvis LB, et al. Infectious Bursal Disease Subunit Vaccination. Avian Diseases, 2008, 52(4): 670-674.

[17] Godoy MG, Aedo A, Kibenge MJT, et al. First detection, isolation and molecular characterization of infectious salmon anaemia virus associated with clinical disease in farmed Atlantic salmon (Salmo salar) in Chile. Bmc Veterinary Research, 2008, 4(1): 28.

[18] Ginsberg J, Mohebbi MH, Patel RS, et al. Detecting influenza epidemics using search engine query data. Nature, 2009, 457(7232): 1012-1014.

[19] Freifeld CC, Mandl KD, Ras BY, et al. HealthMap: Global infectious disease monitoring through automated classification and visualization of Internet media reports. Journal of the American Medical Informatics Association, 2008, 15(2): 150-157.

[20] Collier N, Doan S, Kawazoe A, et al. BioCaster: detecting public health rumors with a Web-based text mining system. Bioinformatics, 2008, 24(24): 2940-2941.

[21] Gerbier G, Bacro JN, Pouillot R, et al. A point pattern model of the spread of foot-and-mouth disease. Preventive Veterinary Medicine, 2002, 56(1): 33-49.

[22] Meng B, Wang J, Liu J, et al. Understanding the spatial diffusion process of severe acute respiratory

syndrome in Beijing. Public Health, 2005, 119(12): 1080-1087.

[23] Haining RP. Spatial Data Analysis: Theory and Practice. Cambridge: Cambridge University, 2003.

[24] 王劲峰. 空间分析. 北京: 科学出版社, 2006: 490.

[25] Elliott PD. Wartenberg. Spatial epidemiology: Current approaches and future challenges. Environmental Health Perspectives, 2004, 112(9): 998-1006.

[26] Wakefield J. Disease mapping and spatial regression with count data. Biostatistics, 2007, 8(2): 158-183.

[27] Zollner I, Klarz R. Bridging from Medical Informatics, Biometry and Epidemiology to Medical Engineering. Methods of Information in Medicine, 2009, 48(5): 397-398.

[28] Hota B, Jones RC, Schwartz DN. Informatics and infectious diseases: What is the connection and efficacy of information technology tools for therapy and health care epidemiology? American Journal of Infection Control, 2008, 36(3): S47-S56.

[29] Ryan L. Spatial Epidemiology Some Pitfalls and Opportunities. Epidemiology, 2009, 20(2): 242-244.

[30] Norman SA. Spatial Epidemiology and GIS in Marine Mammal Conservation Medicine and Disease Research. Ecohealth, 2008, 5(3): 257-267.

[31] Eubank S, Kumar VSA, Marathe MV, et al. Structure of social contact networks and their impact on epidemics. Discrete Methods in Epidemiology, 2006, 70: 181-214.

[32] Shirley M, Steve DF, Rushton P. The impacts of network topology on disease spread. Ecological Complexity, 2005, 2(3): 287-299.

[33] Camitz M, Liljeros F. The effect of travel restrictions on the spread of a moderately contagious disease. Bmc Medicine, 2006, 4(1): 1-10.

[34] Cauchemez S, Boelle PY, Thomas G, et al. Estimating in real time the efficacy of measures to control emerging communicable diseases. American Journal of Epidemiology, 2006, 164(6): 591-597.

第2章 传染病信息学技术基础

传染病是由病原体引起的能在生物体（人与其他生物）之间相互传播的疾病，与其他类型疾病最大的不同是，传染病具有传染性和流行性特征，且生物体被感染后往往会产生一定的免疫性。传染病通过各种传播途径在生物群落中传播、扩散与蔓延，随时间和空间不断演变，这一复杂过程看似随机和不可预测，然则富含科学内涵，内蕴大量控制传染病流行的机制和机理问题。目前，限于科技发展水平，突发新发传染病流行时，往往无法在短时间内掌握其根本性的机制和机理，因而，难以从分子生物学和病原学角度快速彻底地解决传染病流行对人类社会的重大威胁。作为认识和掌握科学规律的一种最重要手段，数学方法已成为推动人类文明发展的关键引擎，其在传染病流行研究中发挥着至关重要的作用[1-9]。

马克思曾说"任何一门科学成熟的标志是数学的充分使用"。利用数学建模手段来定量研究传染病的流行特征及其发展规律，以实现科学指导下的有效防控，是目前国际社会应对传染病威胁的共识。目前，基于不同学科研究的视角，针对传染病流行规律和控制措施评价，已有大量数学建模的理论、方法和技术。尽管如此，在我国面临新发突发传染病流行时，传染病应对防控的决策仍主要依靠非定量化的专家知识判断，在实践中缺乏时效性高、可靠性强的定量化技术支持。有多种原因导致这种情形出现，如疫情数据非电子化、收集信息内容不全面、信息模糊等，流行病学调查数据的非结构化存储，缺失、遗漏、错误和不完备信息过多，这些因素都有可能大大限制疫情现场防控的科学决策。

为提高传染病疫情防控的科学化水平，一方面需要大力提高数据监测系统的能力和水平，另一方面，则需要对传染病流行中的特征、模式和规律有较为清晰的定量认知。

传染病信息学作为一门系统性的利用数学建模方法分析传染病流行中各类现象与规律的学科分支，是揭示传染病的流行特征与传播模式的重要方法，本章概要阐述传染病信息学所涉及的技术方法及体系研究的框架结构。它主要针对不同类型、不同完备程度的传染病调查数据，建立传染病流行的定量化研究体系。

2.1 传染病的流行强度[10]

传染病之所以被称为传染病，决定因素并不是传染病患者在总体人群中所占的比例或传染病的致命程度，而是传染病的传染性。由于传染病的传染性，它会导致"一生十，十生百"的复合增长模式。平均情况下，若一个传播源在感染期内能够引起超过一个人被感染，则当一个传播源进入易感人群中后，它所引起的感染人数将随时间而呈指数增长。对于传染病而言，即使初始感染人数非常少，仍然可以造成灾难性损失，灾难性后果取决于再生速度。

大多数情况下，传染病在人群中引起感染的比例保持一个较低水平的稳定状态，此时的传染病的传播状态被称为非流行状态，也被称为散发（sporadic）。在散发情况下，观测病例会保持在历史同期的一般水平进行波动，且传染病例间不存在明显的关联关系。

在同一较短时期内某一局部范围，当传染病引发大量感染病例时，便被认为出现传染病暴发（outbreak）。当传染病引发区域人群感染的比例超过预期，并造成很大影响时，便被认为进入传染病流行（epidemic），它是与疾病散发相对的用于表示传染病传播强度的指标。例如，当某一学校里集中出现大量传染性的病例时，可以认为学校内出现传染病暴发。若传染病"跑出"学校，传入社会，并在城市内引起远超历史同期的发病水平时，城市内的疫情便被认为是传染病流行。

当传染病迅速蔓延，疾病传播开始越过省界、国界和洲界，在全球多个不同区域引发流行时，传染病传播状态便进入大流行状态（pandemic）。传染病大流行往往造成巨大损失，影响深远，具有毁灭性威胁。历史上，曾多次出现传染病大流行，例如，中世纪欧洲的黑死病大流行（black death pandemic），第一次世界大战后期的西班牙流感大流行（Spanish flu pandemic）。最近一次大流行是 2009 年的甲型 H1N1 流感大流行 [influenza A（2009）pandemic]。

当传染病在某一局限区域或特定人群中扎根，定期在此区域和人群中引起流行时，便被称为地方性传染病（endemic），例如，许多热带地区出现的麻疹流行。

2.2　传染病流行的三种基本特征

基于流行病学调查数据的横断面研究（cross-sectional study）是传染病研究中最常用的方法，它是在某一特定时间对某一定范围内的人群，以个人为单位收集和描述人群的特征以及疾病或健康状况。横断面研究最直接的目标是通过对某一地区或人群的调查，获得某种疾病在时间、空间和人群间中的分布特征（简称三间分布特征），从而发现高危人群或发现有关的病因线索，为传染病的防治提供依据。

2.2.1　时间分布特征

传染病传播是一个随时间动态变化的过程，其变化形式包括暴发、季节性、周期性和长期变异。研究传染病的时间分布特征能够实现疫情暴发的早期预警、探知病因及影响流行的相关要素。

暴发：在某个特定区域或特定人群中，短时间内发病人数突然出现异常增多的现象被称为暴发。传染病暴发主要因为大量人员接触同一致病因子所致，体现为一次性暴露。

季节性：传染病发病率随季节出现有规律的变化被称为季节性。有些传染病的流行状态受气温、湿度、降雨等多种环境和气象要素的综合影响，而这些要素往往随季节变化而出现整体上的变迁，因而使得传染病的流行状态出现同步变迁行为。

周期性：观察历史数据，可以发现有些传染病会以一定时间周期有规律地在人群中引发流行。例如，一般约 40 年在全球出现一次流感大流行，每 7～9 年会出现脑脊髓膜炎流行，出现这种现象的主要原因：该病的传播机制容易实现；病后可形成较为稳固的免疫；由于新生儿的累积，使易感者的数量增加；病原体的抗原发生变异，使原来的免疫人群失去免疫力。持续的大范围疫苗接种可以有效应对这一问题。

长期变异：有些传染病经过一个相当长的时间后，其发生率、感染类型、病原体种类、宿主及临床表现等方面均发生了很大变化，这种现象称为长期变异。传染病长期变异的原因可能是由于社会生活条件的改变，医疗技术的进步，自然条件的变化，生产生活习惯的改变及环境污染等因素导致致病因子和宿主发生变化的结果。研究疾病长期变异的趋势，探索导致变化的原因，可为制订中长期疾病预防战略提供理论依据。

2.2.2　空间分布特征

传染病流行主要作用于人，而人是生活于地理空间上的实体，人群活动与交互活动往往受到地理空间的制约，同时也受到所在地理空间区域的环境、生态、大气质量、水等因素的影响。不同区域的人群暴露于传染病的风险及其免疫能力都存在显著的空间差异性。因此，研究传染病流行的空间分布特征对于分析疾病成因和提供防控建议有重要意义。

传染病空间单元的划分方式多样，最典型的有两种：一种是根据行政区划来划分，如洲界、国界、省界、市界、县界、乡界和村界等，这种方式划分主要受到政府行政管理的影响，研究人口、社会、经济等要素时也容易获得数据支持；另一种是根据自然环境来划分，如气候带、地形、地貌、流域等，这种划分方式的优点是与影响疾病的环境因素直接相关，因而进行病因分析时更具有针对性。

研究传染病的空间分布特征，主要是认识不同地理空间区域的传染病流行风险差异，揭示传染病流行风险的空间聚集性特征，识别环境影响作用。这有助于进行传染病的空间预警，更好地识别影响空间聚集的环境、气象、社会、经济等影响要素，为防控措施的空间优化布局提供科学指导。

2.2.3　人群分布特征

人对传染病的免疫能力存在很大差异，同样暴露水平下，不同类型人群所受传染病感染的风险概率不同。不同性别、年龄、职业、种族等也都会导致不同的传染病暴露风险，甚至导致人体免疫能力的显著差异。导致这种差别的原因主要有宿主的遗传、免疫、生理及暴露机会等。例如，手足口病流行中，绝大部分病例是婴幼儿童；甲型H1N1病例中，大部分是青壮年；SARS流行中，医务人员成为最高危的人群。

研究传染病在人群中的分布特征，对于更好地识别病因和实施有针对性的防控措施有重要意义。

2.3　传染病信息学技术方法的框架结构

传染病流行过程是一个高度复杂的传播扩散过程，具有极强的不确定性，多成因影响要素交错，影响非常广泛，演变极其复杂，难以准确预测。人群活动与交互接触的行为方式对疫情发展的影响非常大，而人又是非常复杂的个体，人的行为方式难以准确描述和刻画，更难以准确预测。此外，突发新发传染病流行时，往往处于极端环境，数据监测手段非常有限，应急响应时间极其紧迫，这些特性使得传染病流行的定量研究变得非常复杂。一方面，传染病流行具有较大的共性特征，例如，必须有传播源、传播途径和易感源，传播呈链状扩散蔓延；另一方面，传染病流行存在很大差异，即使是同一传染病，当处于不同环境或在同一环境下处于不同时期，其传播流行的特征与模式也都存在较大差异，这主要是因为易感人群与传播源的接触随时间和环境高度动态变化所致。因此，在传染病流行的定量研究中往往需要因地制宜。

面向传染病流行的复杂巨系统，目前已有许多定量分析和研究的数学方法。纵观已有的面向传染病流行的数学方法中，大体从3个层面来开展定量化手段的研究：①基于传染病流行过程中表征出的现象，监测反映疫情流行的各类数据（如发病病例、住院病例、隔离病例、什么时间在哪儿出现了多少病例等），然后，利用统计分析方法来揭示和挖掘疫情流行的特征与规律；②基于传染病流行的传播动力学机制，构建微分方程，刻画传染病传播的动力学过程，分析和预测疫情流行规律，评估干预措施的实施效果；③利用现代计算和复杂系统方法，基于传染病流行的环境和人的计算建模，在计算机里模拟与现实相对等的疫情流行过程，以整体建模的方法，实现对传染病流行过程的定量研究，挖掘其在人群中传播的时空扩散规律，评估防控措施的实施效果。

传染病流行定量研究的方法论体系如图 2-1 所示。

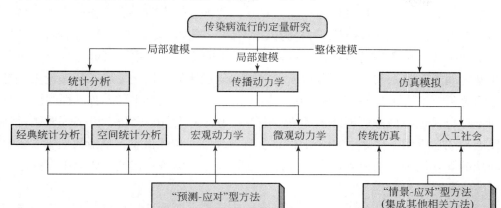

图 2-1　传染病流行定量研究的方法论体系

2.3.1　统计分析的研究方法

　　面向传染病研究的统计分析是指将疫情相关的信息收集起来进行定量化计算和处理，同时对分析结果进行统计意义上的解释，统计分析研究的目的是为决策者提供辅助决策参考的技术支持 [13, 14]。实际中，统计分析研究可以分为统计设计、疫情信息资料收集、数据汇总和整理、疫情数据分析与结果输出和反馈 5 个环节。

　　传染病疫情的统计分析方法具备科学性、直观性和可重复性的特征。它是以数学为基础，具有严密的结构与特定的程序规范，各个环节都需要符合一定的逻辑标准，使得海量无序的疫情数据变得结构化和易于理解，此外，各个疫情数据的收集与处理均可在相同条件下进行重复，并可对实验结果进行验证。

　　目前，基于疫情的统计分析已得到蓬勃发展，基于疫情样本数据的前提假设的不同，它又可划分为两类：①认为观测数据样本之间相互独立，同一类型数据所反映的疫情信息量完全相同，各数据样本之间对等，于是，采用经典统计分析的方法来研究疫情流行过程，如相关性分析、方差分析、回归分析等；②传染病流行是一个时空传播扩散的过程，受到多种自然、社会、人文等要素的综合影响，而这些要素之间往往存在空间自相关性特征的内在特征（"物以类聚，人以群分"），因此，传染病流行的时空数据样本之间存在一定的关联关系，故需要基于样本非独立性假设，采用空间统计分析方法来研究传染病流行，常用方法包括空间自相关性分析、空间回归分析、空间地理加权回归分析、空间热点探测、空间聚类识别、地统计分析、点模式分析、空间抽样等。

　　经典统计分析是流行病学研究中应用最广泛的一种方法，已有的科研成果中绝大部分采用这种方法来进行定量化研究。一方面是因为经典统计分析的基础原理和理论方法已发展到非常完善和成熟的程度，并在各行各业的实践中取得普遍成功；另一方面则是因为这种方法简单易懂，容易为人所掌握，数据对象要求不高，比较容易获取。

　　空间统计分析方法是最近几十年新发展出来的方法，它主要面向地理空间对象研究相互之间关联关系与空间分布特征和空间演化规律的定量化手段，其理论根基是地理空间对象中相邻样点之间通常存在一定的相似性，即空间样本的非独立性假设。目前，空间统计分析已在地理、资源、环境、生态、海洋、大气、经济、人文等领域得到快速发展和成功应用。实际中80%的信息含有地理空间位置信息，疫情数据中大多直接或间接的隐含地理空间位置信息，因此，空间统计分析将会在疫情研究中发挥越来越重要的作用。

　　与传统的经典统计分析相比，空间统计分析具有两大独特性质[15-17]：①经典统计分析的前提假设是样本独立，而空间统计分析的前提假设是样本非独立，空间样本之间存在空间相关性，且在不同的空间尺度下其空间相关性存在明显差异；②经典统计中的样本既是相互独立的，又是可重复观察的，不同样本之间可以交换位置，也可以进行等价替换，这不会影响统计分析的结果。然而，在空间统计分析中，地理空间位置都是以唯一存在的地球作为参照系，因此，每个地理空间样本都具有唯一性，不同空间样本之间不能交换，也无法进行等价替换，这使得空间统计分析变得更加复杂。

　　这两类统计分析方法各有其科学意义，在实际应用中都具有各自的内在价值，适用范围和适用情景也相差甚大，实际研究中需要根据科学探索的研究目的和数据条件进行合理选择。

2.3.2　传播动力学的研究方法

　　传染病传播遵循一定的传播途径，如空气传播、飞沫传播、接触传播、垂直传播、虫媒传播等，这使得传染病在人群中的流行与传播并非完全随机出现，而是存在一定的动力学过程：传播源排出病毒，通过特定的传播途径，病毒侵入易感个体，使部分暴露于病毒环境的个体受到感染，成为新的传播源，新的传播源再排出病毒，通过传播途径，感染其他易感个体，于此，周而复始，传播源复合增长，形成一条传播扩散的传播链，使感染病例急剧增长。基于这一传播动力学过程的数学描述与定量化建模，已成为当前定量研究传染病流行的重要手段。

　　早在几百年前就有学者发现了传染病传播的动力学过程，然而，直到1927年，基于传染病传播机制的动力学过程，才由Kermack和McKendrick共同提出其完整的数学解决方案——SIR（susceptible-infective-removed）模型[18]。核心思想是将研究区域内的人口划分为有限组合的多个群落，采用微分方程式表达不同群落之间随疫情发展而出现涨落的动力学过程[18, 19]。

SIR 模型把研究区域内的人群分为 3 类：易感人群（susceptible individuals）、感染人群（infected individuals）和移出人群（removed individuals），易感染者通过与感染者的传播途径接触受到传染病毒侵袭成为感染者，感染过程中又通过传播途径感染其他易感人群，经过一段时间后，感染者通过自身免疫系统获得对传染病毒的免疫能力，并恢复过来，从而退出传播过程，或被传染病毒杀死，死后被掩埋或焚烧，同样退出传播过程。传染病的整个传播过程中，易感人群数、感染人群数和移出人群数随疫情发展不断变化，但无论什么时候，研究区域内的人口总数总是等于易感人群数、感染人群数和移出人群数的总和。

SIR 自提出以后，便在很多传染病研究中取得了良好效果，它已逐渐成为定量研究流行病的主要数学建模方法[19-23]。传统的 SIR 或基于 SIR 方法发展出来的其他各类分室模式都属于宏观的传播动力学建模。

近年来，现实世界的复杂性特征受到大量关注，尤其是针对人的行为模式和心理认知的研究。科学家发现，看似无规律且复杂多变的以个体形式存在的人的心理与行为中，显现出了多种宏观的结构性的关联关系模式和规律，如小世界现象、尺度不变现象等。这些基础学科的发展，直接促进了复杂网络的理论、方法和技术的快速发展，它用结点来表达每个个体，用结点之间的相连接的边表达相邻两个体之间的关联关系，以此来构成与现实中人与人之间关联关系的复杂网络，它面向个体及其关联关系的整体性建模，研究复杂网络的结构拓扑特征与动力学演化规律。

将传染病的传播动力学过程映射到人群交互接触的复杂网络上，以此来研究复杂网络下的传染病流行特征与规律，不仅能够从宏观上很好地反映传染病的传播动力学过程，而且能够实现对微观个体传播过程的观察与分析，具有重要的科学意义和实际应用价值[24-31]。目前，这种方法已成为公共卫生领域国际前沿的研究热点，它是实现精准预测、疫情控制和防控措施评估的重要方法。这种方法的最大缺陷是对数据条件要求较为苛刻，它不仅需要收集疫情流行过程的发病数据，而且需要清晰地掌握传染病例的接触史，这在实践中往往很难做到，即使获得了一些接触史数据，其可靠性也难以得到有效验证。因此，很多情况下，都是采用复杂网络模拟的方法进行科学研究，揭示不同复杂网络结构下传染病扩散蔓延的动力学行为差异，评估防控策略的有效性，例如，评估针对复杂网络中特定人群的疫苗接种策略。

2.3.3　仿真模拟的研究方法

传染病流行虽有着明显的动力学特征，然而，动力学过程却具有高度不确定性，因此，采用随机方法更符合传染病流行的真实状况。仿真模拟技术主要面向表达传染病个体之间的动力学传播关系，从系统内部的结构入手进行过程建模，借助计算机仿真技术来研究疾病传播网络的结构功能和动态行为之间的内在关系，从而为疫情有效防控策略找到解决问题的对策[32-36]。

近十几年以来，自然界的复杂系统与复杂性问题引起了普遍关注，并在自然现象、工程、生物、人工生命、经济、管理、军事、政治和社会等领域掀起了研究的热潮。在疫情传播的复杂系统中，不同人群之间交互传播的结构非常复杂，传播过程实时动态变化，很难用解析法、数值分析方法或其他形式化、半形式化方法来解决。基于 agent 的建模与仿真（agent-based modeling and simulation，ABMS）的系统仿真方法被认为是最有效的解决途径，它能够将复杂系统中个体的微观行为与系统的整体属性——宏观"涌现性"有机地结合起来。ABMS 将疫情传播系统中的人用 agent 来代理，通过自顶向下分析 / 自底向上综合的方式逐步构建整个系统，通过对 agent 的自主行为及其之间的交互关系的刻画与描述，进而得到整个系统的行为表现。这种建模与仿真技术，在建模的灵活性、层次性和直观性方面较传统的建模技术都有明显的优势，并且由于建模基本元素具有更高的主动性、自治性和智能性，能够充分利用计算机系统的并行和分布计算能力，很适合大规模疫情传播的仿真模拟。通常情况下，疫情传播范围广，受疫情影响的人群非常庞大，因此，对大规模疫情的仿真模拟常常需要花费较长的时间和较多的费用。

2.4 传染病信息学的时空数据分析方法

传染病流行是一个在时空域上动态变化的复杂过程，基于时间和空间的数字化描述形成传染病时空数据是传染病信息学研究的基础。采用数学建模的定量化方法，从传染病时空数据中挖掘有价值的共性特征、模式规律并揭示疫情传播的过程性知识已经成为传染病时空数据处理和分析的关键问题[11, 12]。传染病时空数据分析是在有效地组织时空数据的基础上，采用各种时空数据分析的方法、模型、技术和工具来挖掘传染病时空数据中隐含的特征、模式和规律。主要的传染病时空数据分析方法如表 2-1 所示。

表 2-1 传染病时空数据的分析方法

类型	分析方法	说明
探索性分析	数据探索性分析（exploratory data analysis，EDA）	应用各种图形可视化技术对数据各个侧面的信息进行观察，可视化技术包括有柱状图、时序图、概率分布图、箱图、均值变化图、标准差变化图、自相关图、散点图等
时间分析	历史平均法（historical average）	预测值等于历史时期所有同类数据的平均值
	指数平滑法（exponential smoothing）	预测值等于历史时期同类型的多个数据的加权平均，权重函数为指数函数

续表

类型	分析方法	说明
时间分析	自回归模型（autoregressive model，AR）	预测值等于历史时期同类型的多个数据的线性组合
	移动平均模型（moving average model，MA）	预测值等于历史时期一系列同类型数据的随机噪声的线性组合，随机噪声服从一定分布，且均值为 0，方差为一常数
	ARMA 模型（autoregressive moving average model）	自回归模型和移动平均模型的组合，时间序列满足平稳性条件
	Box-Jenkins 方法（Box-Jenkins method）	自回归模型和移动平均模型的组合，时间序列不满足平稳性条件
空间分析	空间描述性统计（spatial description statistics）	对空间对象的几何中心、形状及大小等描述性信息进行定量表达的方法
	空间相关性分析（spatial autocorrelation analysis）	基于数据样本非独立假设条件，对地理空间对象的全局与局部的空间自相关性特征进行定量表达与分析的方法，如 Moran's I、Geary's C 等
	空间聚类分析（spatial cluster analysis）	对地理空间对象在空间上的传染病的聚集性特征进行计算分析及可视化表达，如 Getis's G、LISA（local indicators of spatial association）等
	热点分析（hotspot analysis）	对事件出现概率异常偏高的地理空间区域进行定量识别的方法
	空间点模式分析（point pattern analysis）	面向空间点数据的一系列定量分析方法，主要包括空间点的一阶特征（first-order）与二阶特征（second-order）的定量描述与分析
	空间扫描统计（spatial scan statistics）	一种对地理空间中出现异常概率的区域进行定量识别的方法，主要利用可变窗口遍历整个研究区域并计算每个扫描窗口的似然比来实现
	贝叶斯空间扫描统计（Bayesian spatial scan statistics）	空间扫描统计与贝叶斯方法结合起来
时空分析	时空扫描统计（spatio-temporal scan statistics）	空间扫描统计在时间维上的扩展，主要是利用三维柱/球状窗口替代平面的圆/矩形窗口，同样是基于计算得到的每个扫描窗口内的似然比进行的分析
	时空可视化方法（spatio-temporal visualization）	一系列可用于定量表达时空数据并进行可视化显示的方法，如在 GIS 地图上附加垂直于地图方向的时间线可以有效表达人一天活动的时空轨迹，追踪人的时空轨迹可以进行动态演示与回溯，亦可分析多个时空轨迹的时空关联特征
	时空插值方法（spatio-temporal interpolation）	传统的 Krigng 空间插值方法在附加时间维后的扩展，如应用于时空地统计分析的贝叶斯最大熵方法（Bayesian maximum entropy，BME）
	时空传播模型（spatio-temporal spread model）	对传染病时空传播过程进行数学建模的方法，如对传统的基于时序过程的 SEIR 模型进行空间扩展后得到的 SSEIR 模型，也有基于时间和空间变量的微分方程组
事件演化分析	数据驱动的算法（data-driven）	基于海量数据库的知识发现与规则挖掘算法，如匹配、决策树、贝叶斯网络等
	复杂网络分析（complex network）	基于图论和概率论的复杂系统分析方法
	基于智能体的仿真模拟算法（agent-based simulation）	建立计算机智能体（agent），基于建立的规则，在一定环境下对个体行为及交互进行仿真模拟，由此揭示其宏观特征与规律

　　图 2-2 是传染病时空数据分析的技术框架，整个体系框架将传染病疫情分为描述性的疫情特征分析、传染病传播风险的识别与预警、传染病传播趋势的预测、疫情防控措施的效果评估及疫情传播过程的时空可视化，共 5 个方面，每个方面又继续延伸出更细的功能分析，其中，前面 3 个部分主要根据时间、空间和人群特征分析展开。每个细化功能下面是面向具体问题的分析。

2.5　传染病信息学分析的操作流程

　　传染病定量研究的起点是根据流行病学调查得到的流行病学数据，主要是反映病例情况的各种记录信息，例如姓名、年龄、性别、发病时间、家庭住址、工作住址、接触史等。这些信息可以分为 3 个层面：时间信息、空间信息和属性信息。时间信息就是指发病时间、报告时间、住院时间等，空间信息则指家庭住址、工作地址、接收医院地址等，属性信息则包括年龄、性别、有无接触史、症状表现等。

　　由于各种原因，流行病学调查数据往往不是完全结构化和完备的数据，因此，需要进行数据清洗，以实现疫情研究数据的规范化。数据清洗主要是针对错误、遗漏、缺失等数据情形进行排查，尽可能的恢复数据信息最原本的情况，若实在恢复不了，则需要按某一编码规则来表示哪些数据是不可用的。规范化则需要根据计算分析的需求将数据转换成能够直接被计算机识别和处理的数据表达形式，例如，根据男、女进行分析往往非常难以处理，然而，将男性病例用 1 表示，女性病例用 0 表达，则能够对性别进行更丰富地计算分析。

　　有了规范化的疫情数据，下一个环节便是探索性分析。由于大多数探索性分析都是基于可视化的，且可视化在疫情早期研判中具有关键作用，因此，本书将其单独列出来。疫情数据的可视化实际上是充分利用了人的形象认识能力，这正是计算机所不能企及的效果。"一幅图胜过千言万语"，说的就是这个道理。GIS 技术是疫情可视化的主要手段，利用 GIS 方法可以将疫情数据制作成满足各类需求的专题地图，这些地图既可以反映病例的空间分布，也可以展示不同区域的传播风险，同时还可为致病因子提供重要线索。

　　疫情探索性数据分析方法（exploratory data analysis, EDA）是采用各种不同类型的技术手段对疫情数据各个方面的信息进行观察，它既是一种由多种技术手段组成的集合体，更是一种面对数据时的哲学思维方式（philosophy）。EDA 是疫情数据分析处理的第一步，其主要目的是使疫情数据信息各个侧面信息的显示最大化、揭示数据的内在结构、提取富含重要信息的变量、检测异常、验证潜在假设条件、指明模型优化的方向等。EDA 方法一般采用图形可视化技术对数据进行分析，对于一维数据主要有柱

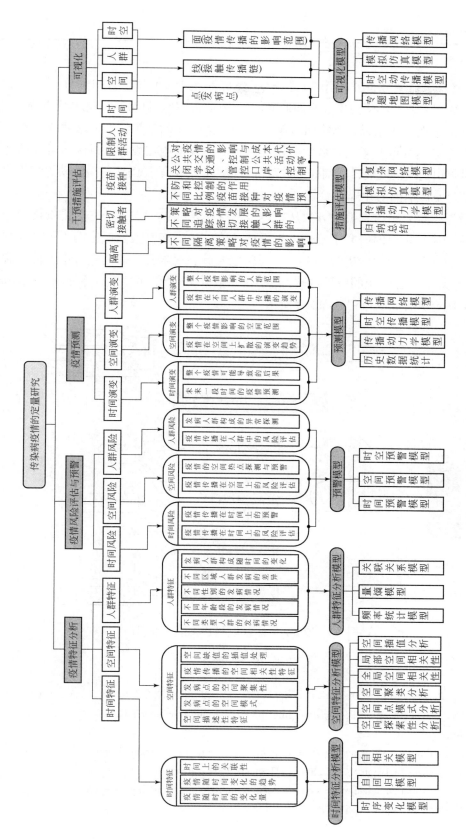

图 2-2 传染病时空数据分析的技术框架

状图、时序图、概率分布图、箱图、均值变化图、标准差变化图、自相关图、散点图等，对于二维数据主要有趋势面图、空间变异图、表面图、邻近性分析、聚类分析等。

　　根据探索性分析结果，基本可以探知疫情传播规律的基本线索，这些线索对基于疫情的数学建模有重要意义。数学建模是真正面向疫情内在规律、机制与机理的计算分析手段，预测疫情发展，识别异常风险区域或人群，揭示传染病传播的动力学规律，发现疫情时空传播的演化规律。

　　最后，则是采用仿真模拟方法从整体上对疫情传播进行建模，它能提供精确到个体的疫情传播与防控的研究手段。人工系统还能够为未来疫情发展中的不可准确预知的情景提供基于可能性的决策参考，提高疾控人员心理素养，提高应对重大传染病的心理应变能力。这在传统的数学建模，甚至在元胞自动机研究中，是几乎不可能实现的。

　　传染病定量研究的流程如图 2-3 所示。

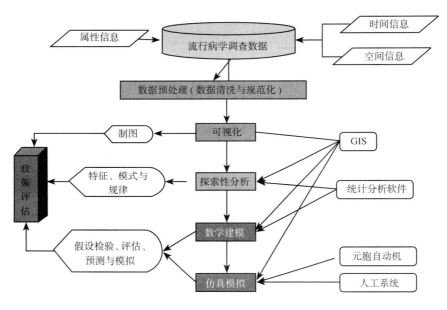

图 2-3　传染病信息学定量研究的操作流程

参 考 文 献

[1] Brauer F. Basic ideas of mathematical epidemiology//Castillo-Chavez C, Blower S, van den Driessche P, et al. Mathematical Approaches for Emerging and Reemerging Infectious Diseases: An Introduction. New York: Springer, 2002: 31-65.

[2] Chitnis N, Smith TA, Steketee R, et al. Mathematical modeling of malaria epidemiology and control. American Journal of Tropical Medicine and Hygiene, 2007, 77(5): 192.

[3] Coen PG. How mathematical models have helped to improve understanding the epidemiology of infection. Early Human Development, 2007, 83(3): 141-148.

[4] Garnett GP. An introduction to mathematical models in sexually transmitted disease epidemiology. Sexually Transmitted Infections, 2002, 78(1): 7-12.

[5] Jefferson T, Grossi E, Buscema M. Powerful computerized spatial epidemiology and semantics through the use of novel mathematical objects: can artificial intelligence systems identify outbreak sources? 2008 Annual Meeting of the North American Fuzzy Information Processing Society, 2008: 475-478.

[6] Rapatski B, Klepac P, Dueck S, et al. Mathematical epidemiology of HIV/AIDS in Cuba during the period 1986-2000. Mathematical Biosciences and Engineering, 2006, 3(3): 545-556.

[7] Temime L, Hejblum G, Setbon M, et al. The rising impact of mathematical modelling in epidemiology: antibiotic resistance research as a case study. Epidemiology and Infection, 2008, 136(3): 289.

[8] Ulrich, CM, Nijhout HF, Reed MC. Mathematical modeling: epidemiology meets systems biology. Cancer Epidemiology Biomarkers & Prevention, 2006, 15(5): 827-829.

[9] Valleron AJ. Roles of mathematical modelling in epidemiology. Comptes Rendus De L Academie Des Sciences Serie Iii-Sciences De La Vie-Life Sciences, 2000, 323(5): 429-433.

[10] Lackland DT. Systemic hypertension: an endemic, epidemic, and a pandemic. Seminars in Nephrology, 2005, 25(4): 194-197.

[11] Dohoo IR. Quantitative epidemiology: progress and challenges. Preventive Veterinary Medicine, 2008, 86(3-4): 260-269.

[12] McKinley TJ, Chase-Topping M. Quantitative epidemiology in the 21st century. Veterinary Record, 2010, 166(8): 224-225.

[13] Boucher KM, Slattery ML, Berry TD, et al. Statistical methods in epidemiology: a comparison of statistical methods to analyze dose-response and trend analysis in epidemiologic studies. Journal of Clinical Epidemiology, 1998, 51(12): 1223-1233.

[14] Rigby AS. Statistical methods in epidemiology. VII. An overview of the x(2) test for 2×2 contingency table analysis. Disability and Rehabilitation, 2001, 23(16): 693-697.

[15] Ripley B. Spatial Statistics. New York: John Wiley & Sons, 1981.

[16] Associates. Ned Levine & National Institute of Justice, CrimeStat: a spatial statistics program for the analysis of crime incident locations (v 3.1). Houston, TX Washington, DC, 2007.

[17] Haining RP. Spatial Data Analysis: theory and practice. Cambridge: Cambridge University, 2003.

[18] Kermack WO, McKendrick WG. A contribution to the mathematical theory of epidemics. Proceedings of the Royal Society of London, Series A, 1927, 115: 700-721.

[19] Hyman. JM, Li J. Differential susceptibility epidemic models. Journal of Mathematical Biology, 2005, 50(6): 626-644.

[20] Chowell G, Ammon CE, Hengartner NW, et al. Transmission dynamics of the great influenza pandemic of 1918 in Geneva, Switzerland: assessing the effects of hypothetical interventions. Journal of Theoretical Biology, 2006, 241(2): 193-204.

[21] Evans ND, White LJ, Chapman MJ, et al. The structural identifiability of the susceptible infected recovered model with seasonal forcing. Mathematical Biosciences, 2005, 194(2): 175-197.

[22] Hethcote HW. The mathematics of infectious diseases. Siam Review, 2000, 42(4): 599-653.

[23] Zhang ZB. The outbreak pattern of SARS cases in China as revealed by a mathematical model.

Ecological Modelling, 2007, 204(3-4): 420-426.

[24] Eubank S, Kumar VSA, Marathe MV, et al. Structure of social contact networks and their impact on epidemics. Discrete Methods in Epidemiology, 2006, 70: 181-214.

[25] Tsimring L, Huerta SR. Modeling of contact tracing in social networks. Physica a-Statistical Mechanics and Its Applications, 2003, 325(1-2): 33-39.

[26] Jeger MJ, Pautasso M, Holdenrieder O, et al. Modelling disease spread and control in networks: implications for plant sciences. New Phytologist, 2007, 174(2): 279-297.

[27] Marc B, Barrat A, Pastor-Satorras R, et al. Dynamical patterns of epidemic outbreaks in complex heterogeneous networks. Journal of Theoretical Biology, 2005, 235(2): 275-288.

[28] Masuda N, Norio K. Multi-state epidemic processes on complex networks. Journal of Theoretical Biology, 2006, 243(1): 64-75.

[29] Barabasi AL. Scale-free networks: a decade and beyond. Science, 2009, 325(5939): 412-413.

[30] d'Onofrio A. A note on the global behaviour of the network-based SIS epidemic model. Nonlinear Analysis-Real World Applications, 2008, 9(4): 1567-1572.

[31] Silva SL, Ferreira JA, Martins ML. Epidemic spreading in a scale-free network of regular lattices. Physica a-Statistical Mechanics and Its Applications, 2007, 377(2): 689-697.

[32] Delaney WEV. Dynamic models and discrete event simulation, London: CRC Press, 1989.

[33] Chen LC, Carley KM, Fridsma D, et al. Model alignment of anthrax attack simulations. Decision Support Systems, 2006, 41(3): 654-668.

[34] Hsieh JL, Sun CT, Kao GYM, et al. Teaching through simulation: epidemic dynamics and public health policies. Simulation-Transactions of the Society for Modeling and Simulation International, 2006, 82(11): 731-759.

[35] Ozgur MA, Ozgur MA, Tim WL, et al. A pandemic influenza simulation model for preparedness planning. 2009.

[36] Berendsen HJC. Bioinformatics-Reality simulation-Observe while it happens. Science, 2001, 294(5550): 2304-2305.

第3章 传染病监测数据的空间分析

流行病学研究主要探索疾病在时间、空间和人群间的分布及其影响要素，传染病的暴发与流行也往往与地理空间位置有关。为确定传染病流行的高危区域和高危人群，探究其危险因素，已有越来越多的学者开始利用空间分析方法进行流行病学研究，甚至形成了一门学科分支——空间流行病学（Spatial Epidemiology）。空间分析在流行病学研究中越来越重要，已成为公共健康和流行病学研究的重要工具。

空间分析（spatial analysis，SA）是基于地理对象的空间位置、分布、形态、空间关系（度量、方位、拓扑）进行分析、归纳、总结、推理的技术方法，其目的在于建立有效的空间数据模型来表达地理实体的时空特性，以数字化方法定量描述地理实体和地理现象的空间分布与关联关系，揭示地理对象实体的内在规律和变化趋势。空间分析技术是地理信息系统（geographic information system, GIS）学科的核心方法，它在公共健康领域的应用非常广泛。本章主要介绍传染病疫情分析研究中比较常见的几种空间分析方法。

3.1 疫区范围的几何特征分析

3.1.1 传播中心识别

疫区是指由于病原微生物原因而导致发生传染病的地区，它主要指相应的疾病患者在发病前后居住和活动的场所。疫区是具有一定几何形状的区域，通常采用包含感染者居住和活动区域的最大行政区域进行界定，如2003年SARS暴发时的广州、北京、香港等。疫区的易感人群受感染的风险很高，但这种风险是有差异的，它是多种影响因子综合作用下的结果，其中，空间距离是非常重要的一种影响因子，距离疫区的传播中心越近，受感染的风险越高，传播中心的识别对于有效控制传染源、切断传播途径及防控措施的科学制订具有重要意义。

传播中心的定量识别方式主要有平均值（mean center）、中间值（median center）和最小距离中心值（center of minimum distance）。

设疫区内所有感染者为 $s_i(x, y)(i=1, 2, \cdots, N)$，$s$ 表示空间位置，N 为所有感染者的总数，用平均值表示的传播中心为 $S_{\text{mean}}(\bar{x}, \bar{y})$，用中间值表示的传播中心为 $S_{\text{median}}(x', y')$，

用最小距离中心值表示的传播中心为 $S_{\min}(x'', y'')$。

平均值是变量分布的均衡点，即所有的点与平均值之差的和严格等于零，一维数据的平均值计算比较简单（所有点的数值求和再除以点的数量），对于位于二维平面的数据点，其均衡点的计算有点复杂，理论上来说，平均值应该是二维平面内所有方向的均衡点，实际中一般只采用平面坐标所代表的 X、Y 方向进行计算，当不考虑各点的权重时，$S_{\mathrm{mean}}(\bar{x}, \bar{y})$ 为

$$\bar{x} = \sum_{i=1}^{N} x_i \quad \bar{y} = \sum_{i=1}^{N} y_i \tag{3-1}$$

当各点的权重不一致时，设 $s_i(x, y)$ 的权重为 w_i，则 $S_{\mathrm{mean}}(\bar{x}, \bar{y})$ 为

$$\bar{x} = \sum_{i=1}^{N} w_i x_i \quad \bar{y} = \sum_{i=1}^{N} w_i y_i \tag{3-2}$$

中间值点 $S_{\mathrm{median}}(x', y')$ 是传染病感染者空间分布的中心点，一维数据的中间值应该是使 50% 的点小于中间值，且 50% 的点大于中间值，对于二维平面来说，理论方应该使二维平面内过中间值点的任何直线能将平面内的点等分成两份，并使一份内所有数值小于中间值，且另一份内所有数值大于中间值，实际中只采用二维坐标所代表的 X、Y 方向进行计算，即使 x' 为 $x_i(i=1, 2, \cdots, N)$ 的中间值，y' 为 $y_i(i=1, 2, \cdots, N)$ 的中间值。

最小距离中心值点 $S_{\min}(x'', y'')$ 是指所有点到该点的距离和为最小，与平均值、中间值不一样，即使对于多维空间的数据，它也是唯一的，其计算公式为

$$S_{\min}(x'', y'') = \mathrm{minimize}\left(\sum_{i=1}^{N} d_{i, S_{\min}}\right) \tag{3-3}$$

3.1.2 置信范围界定

对于传染病疫区的划定通常按行政区域进行划分，2003 年 WHO 就将整个广州市所辖行政区域作为疫区，其他疫区的划分如北京、香港、新加坡等亦如此。这种划分方式比较简单，易于理解，便于管理。然而，实际的传染病在空间上的传播扩散并不受行政边界约束，实际的疫区划分应该按传染病在空间上的传播扩散情况进行界定。在传染病的传播过程中，由于疫情并未结束，仍处于动态变化之中，因而这种划分比较困难，一般只能基于预测的最大传播扩散范围进行疫区的界定，且在传播的动态变化过程需要根据实际疫情变化进行对应的调整。疫情结束以后，根据回顾性调查可以获取每个感染者的空间位置信息，得到传染病在空间上的实际传播扩散范围，从而可以比较客观地对传染病的疫区范围进行有效界定。

疫区范围的定量划分方法主要有标准离差法（standard distance deviation，SDD）、标

准离差椭圆法（standard deviation ellipse）和外包多边形法（convex hull，CH），如图 3-1 和图 3-2。

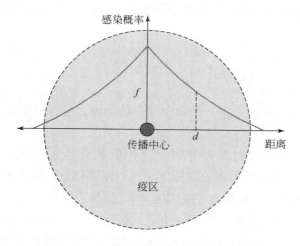

图 3-1　疫区出现感染者的概率示意图

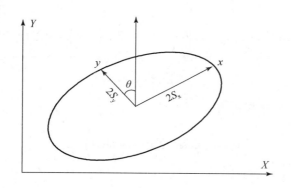

图 3-2　标准离差椭圆示意图

标准离差法和标准离差椭圆法主要是借鉴统计学上的置信区间的概念，把传染病在时空上的传播扩散过程视为感染者按一定概率分布在空间上出现的随机过程，空间上的每个点都有可能出现感染者，差别在于出现的概率大小，传播中心感染者出现的概率最大，距离传播中心越近，出现感染者的概率越大，反之越小，点到传播中心的距离 d 与受感染的概率 f 关系如图 3-1（f 随 d 变化的曲线只是示意，并非真实分布曲线）。

依概率论的角度看，处于一定空间位置的人是否会受到传染病感染由概率分布 $f(d)$ 决定，因此，整个传染病传播过程中感染者出现的空间分布状况应该是在概率分布 $f(d)$ 规律作用下的结果，故每个感染者出现的空间位置均可看成是受概率分布 $f(d)$ 支配的样本点，如果已知 $f(d_{i, mc})$，则可根据人们所处空间位置得到其受感染的风险，$f(d)$

可由感染者在空间位置上出现的频率来估计。

当不考虑扩散传播的方向性差异时，即传染病在空间上的传播是各向同性的（isotropic），可以直接由所有的感染者与传播中心（采用平均值）的距离 $d_{i,mc}$（$i=1,2,\cdots,N$）计算得到标准离差：

$$S_{SDD}=\left[\frac{\sum\limits_{i=1}^{N} d_{i,mc}^2}{N-2}\right]^{\frac{1}{2}} \qquad (3\text{-}4)$$

标准离差是概率统计理论中一个非常重要的指标，它可以很好地衡量随机变量样本的离散程度。

当考虑传播扩散的方向性差异时，即传染病在空间上的传播是各向异性的（anisotropic），可以采用标准离差椭圆方法进行疫区划分，它主要计算两个差异最大的正交方向的标准离差[1]，标准离差椭圆的计算过程如下：

标准离差椭圆的形状主要由3部分决定：长轴长度、短轴长度和旋转角度（长轴与短轴正交），如图3-2所示，旋转角度是指 y 轴与 Y 轴顺时针方向偏离的角度，计算式为

$$\theta=\arctan\frac{\left(\sum\limits_{i=1}^{N}(x_i-\overline{x})^2-\sum\limits_{i=1}^{N}(y_i-\overline{y})^2\right)+\left[\left(\sum\limits_{i=1}^{N}(x_i-\overline{x})^2-\sum\limits_{i=1}^{N}(y_i-\overline{y})^2\right)^2+4\left(\sum\limits_{i=1}^{N}(x_i-\overline{x})(y_i-\overline{y})\right)^2\right]^{\frac{1}{2}}}{2\sum\limits_{i=1}^{N}(x_i-\overline{x})(y_i-\overline{y})} \qquad (3\text{-}5)$$

长短轴方向的标准离差计算式为

$$S_x=\left[2\times\frac{\sum\limits_{i=1}^{N}\left((x_i-\overline{x})\cos\theta-\sum\limits_{i=1}^{N}(y_i-\overline{y})\sin\theta\right)^2}{N-2}\right]^{\frac{1}{2}} \qquad (3\text{-}6)$$

$$S_y=\left[2\times\frac{\sum\limits_{i=1}^{N}\left((x_i-\overline{x})\sin\theta-\sum\limits_{i=1}^{N}(y_i-\overline{y})\cos\theta\right)^2}{N-2}\right]^{\frac{1}{2}} \qquad (3\text{-}7)$$

3.2 空间相关性分析

地理空间对象普遍存在相关性特征，距离越近相似程度越高[2]，地理空间事物的空间自相关性特征是自然界存在秩序、格局和多样性的根本原因之一[3]。传染病在空间上的扩散传播与空间上的人口、传播途径及各类影响因子的空间分布息息相关，因

此会表现出一定的空间相关性特征，通过分析传染病空间相关性特征，可以得到传染病在空间上的聚集性、热点发病区域、疫情扩散状态、影响范围等有用信息。

相关性分析是数理统计中非常基础的一种分析方法，它主要用于描述两组数据之间的共变趋势及其强度，以考查事物之间可能存在的关联关系，普通相关系数的定量指标主要有 Pearson、Spearman 和 Kendall 系数，Pearson 相关系数是最早也最基本的相关系数，它主要针对连续变化的数值变量进行相关程度的衡量，且要求数值分布近似正态分布，其变化范围为 [–1，1]，–1 表示完全负相关，1 表示完全正相关，0 表示两者相互独立，Pearson 系数是目前最流行的一种相关性系数。Spearman 和 Kendall 系数主要用于对分类变量进行相关程度的衡量，当连续数值变量偏离正态分布时，可也采用Spearman 和 Kendall 系数，与 Pearson 系数相关，它们反映数据相关性的灵敏程度较差，实际中进行一般相关性分析时，通常优先考虑 Pearson 相关系数，只有当数据条件不符合 Pearson 相关系数的前提条件时，才考虑 Spearman 和 Kendall 相关系数。

当用于相关性分析的数据点具有地理空间坐标位置，且研究对象在空间上反映出一定的自相似性时，需要进行空间相关性分析。与普通相关性分析用于两组对象的关联关系表达不同，空间相关性主要反映事物本身的空间关联关系[4,5]。

地理空间对象的空间自相关特征的数学表达方法有很多，基于全局空间自相关特征表达的指标主要有 Moran's I、Geary's C、Getis's G 和 Join Count 等[4]，基于局部空间自相关特征表达的指标主要有 Local Moran's I、LISA（Local Indicators of Spatial Association）[6] 和 Getis-Ord[7] 等，除此以外，还有地统计学（Geostatistic）中常用的 Semi-variogram 和空间自相关图等。

3.2.1　全局测度的空间相关性指标

（1）Moran's I 主要用于衡量相邻的空间分布对象及其属性取值的关系，其取值范围为 [–1，1]，正值表示对象属性值在空间上正相关，负值则表示负相关，零表示随机，其计算公式为[8]

$$I = \frac{n \sum\limits_{i=1}^{n} \sum\limits_{j=1}^{n} w_{ij}(x_i - \bar{x})(x_j - \bar{x})}{\sum\limits_{i=1}^{n} \sum\limits_{j=1}^{n} w_{ij} \cdot \sum\limits_{i=1}^{n}(x_i - \bar{x})^2} \tag{3-8}$$

式中，x_i、x_j 为 i、j 点的数值，$\bar{x}$ 为所有点的平均值，w_{ij} 为样本点 i、j 的空间邻接特征值。

（2）与 Moran's I 类似，Geary's C 同样用于表达邻近对象在空间上取值的相似程度，不同的是，Geary's C 的取值范围为 [0，2]，小于 1 表示空间上正相关，大于 1 表示空间上负相关，等于 1 表示随机，其计算公式为

$$C = \frac{(n-1)\sum\limits_{i=1}^{n}\sum\limits_{j=1}^{n} w_{ij}(x_i - x_j)^2}{2\sum\limits_{i=1}^{n}\sum\limits_{j=1}^{n} w_{ij} \cdot \sum\limits_{i=1}^{n}(x_i - \bar{x})^2} \qquad (3\text{-}9)$$

式中，x_i、x_j 为 i、j 点的数值，$\bar{x}$ 为所有点的平均值，w_{ij} 为样本点 i、j 的空间邻接特征值。

（3）Getis's G 是基于乘度的空间相关性指数，它是由 Getis 和 Ord 于 1992 年最先提出来的 [9]，其计算式为

$$G(d) = \frac{\sum\limits_{i=1}^{n}\sum\limits_{j=1, j \neq i}^{n} w_{ij}(d) x_i x_j}{\sum\limits_{i=1}^{n}\sum\limits_{j=1, j \neq i}^{n} x_i x_j} \qquad (3\text{-}10)$$

式中，x_i、x_j 为 i、j 点的数值，$w_{ij}(d)$ 表示距离为 d 的 i、j 两点的空间关系的权值。

3.2.2　局部测度的空间相关性指标

LISA 指数主要用于描述单元周围局部区域具有一定相似程度的数值在空间上的聚集程度，其计算式为

$$I_i = \frac{n(x_i - \bar{x})\sum\limits_{j=1}^{n} w_{ij}(x_j - \bar{x})}{\sum\limits_{j=1}^{n}(x_j - \bar{x})^2} \qquad (3\text{-}11)$$

式中，x_i、x_j 为 i、j 点的数值，w_{ij} 为样本点 i、j 的空间邻接特征值。

Getis-Ord G 指数主要用于衡量高值或低值的聚集程度，其计算式为

$$G = \frac{\sum\limits_{i=1}^{n}\sum\limits_{j=1}^{n} w_{ij} x_i x_j}{\sum\limits_{i=1}^{n}\sum\limits_{j=1}^{n} x_i x_j} \qquad (3\text{-}12)$$

式中，x_i、x_j 为 i、j 点的数值，w_{ij} 为样本点 i、j 的空间邻接特征值。

3.2.3　半变异函数表达的空间相关性

上述空间相关性指标主面针对具有一定空间形状与拓扑关系的面域数据，而基于地统计学的半变异函数既可用于衡量面域数据的空间相关性，也可用于衡量点状数据的空间相关性，它主要用于表达一定距离上的空间两点之间的变异程度，其计算过程主要分为两步，第一步是根据已有的样本点数值得到经验半变异值，第二步是采用一定的数据模型对经验半变异值进行拟合，得到理论半变异函数，未知样本点的估计或

总体平均值的估计主要根据理论半变异函数。

Semi-variogram 的经验计算公式：

$$\gamma(h)=\frac{1}{2N(h)}\sum_{i=1}^{N(h)}\sum_{|s(x_i)-s(x_j)|\in h\pm\varepsilon}^{N(h)}[z(x_i)-z(x_j)]^2 \qquad (3-13)$$

式中，$z(x_i)$、$s(x_i)$ 分别为第 i 个样本点的样本值和空间位置，w_{ij} 为样本点 i、j 的空间邻接特征，$N(h)$ 为距离 $h\pm\varepsilon$ 内的样本点对的数量。

Semi-variogram 三个最常用的理论计算公式：

球状模型：

$$\gamma(h)=\begin{cases} 0 & h=0 \\ C_0+(C-C_0)\left(\frac{3h}{2a}-\frac{h^3}{2a^3}\right) & 0<h\leqslant a \\ C & h>a \end{cases} \qquad (3-14)$$

高斯模型：

$$\gamma(h)=\begin{cases} 0 & h=0 \\ C_0+(C-C_0)\left(1-e^{\frac{-3h^2}{a^2}}\right) & h>0 \end{cases} \qquad (3-15)$$

指数模型：

$$\gamma(h)=\begin{cases} 0 & h=0 \\ C_0+(C-C_0)\left(1-e^{\frac{-h}{a}}\right) & h>0 \end{cases} \qquad (3-16)$$

式中，$\gamma(h)$ 为相距 h 的两点之间的变异大小，C_0（Nugget）为块金值，表示随机性大小，它主要是由于研究区域本身固有的随机性与无法反映小于最小样本点距离变异性所致，C（Sill）为基台值，它与研究区域内独立样本点的方差一致，a（Range）为影响范围，表示两点之间具有空间相关性的最大范围，当两点之间的距离大于此范围时，可以认为这两点之间没有任何空间相关性，即相互独立。

广州 SARS 传染病的空间相关性特征分析中，全局空间相关性特征选择 Moran's I 指数，局部空间相关性特征选用 LISA 指数，下面采用这两种指数分别论述基于广州 SARS 感染人数和感染率的全局和局部空间相关性特征，在此之前，先简要介绍一下空间邻接矩阵，全局和局部空间相关性特征表达都必须基于一定的空间邻接矩阵，不同的空间邻接矩阵得到的空间相关性特征的分析结果是不同的。

3.2.4 空间邻接矩阵

空间邻接矩阵是一个二元对称的空间权重矩阵，它主要用来表达空间上若干个对象的邻近关系，其表达式为

$$W=\begin{bmatrix} w_{11} & w_{12} & \cdots & w_{1n} \\ w_{21} & w_{22} & \cdots & w_{2n} \\ \vdots & \vdots & \vdots & \vdots \\ w_{n1} & w_{n2} & \cdots & w_{nn} \end{bmatrix} \qquad (3\text{-}17)$$

式中，$w_{ij}(i=1,2,\cdots,n;j=1,2,\cdots,n)$ 为表示对象 i、j 的空间邻接关系的数值。

空间邻接矩阵的表达方式有很多，主要分为两类：一类按拓扑关系进行表达，另一类按空间距离进行表达。拓扑关系的空间邻接矩阵主要针对有一定形态大小的线状或面状数据，而距离表达方式则主要面向点数据，它也可以处理线或面数据，处理方法是将线、面数据用其中心或质心表示，究其实质仍然是面向点数据。

拓扑关系的空间邻接矩阵可以有一阶邻接、二阶邻接、三阶邻接等，示意如图 3-3A，与对象单元共享边界表示一阶邻接、与一阶邻接单元共享边界表示二阶邻接、与二阶邻接对象共享边界表示三阶邻接，依此类推可得到 n 阶邻接关系。基于拓扑关系的邻接矩阵最常见的是 0、1 判定矩阵，符合要求邻接关系的单元之间的数值为 1，否则为 0；也可以采用其他的数值标定不同的邻接关系，具体根据研究目的而定。

距离关系的空间邻接矩阵主要是根据与对象一定距离范围进行判定，若在对象的距离小于设定的邻接距离值，则表示邻接，否则，为非邻接，示意如图 3-3B。距离关系的邻接矩阵可以采用 0、1 判定矩阵，也可以直接采用距离值的倒数或其他基于距离的变换函数（反距离平方或距离指数函数）得到的邻接矩阵。

不同的邻接矩阵对空间相关性特征的表达不一样，实际应用中需要仔细分辨它们之间的差异。

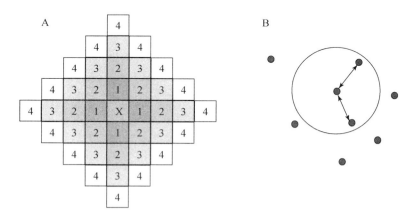

图 3-3　基于拓扑关系和距离关系的空间邻接矩阵

3.3　点模式分析

前面的相关性分析主要研究分区（行政分区或格网单元）上感染者家庭住址信息的空间聚集性特征，分区是具有一定大小和形状的多边形区域，分析得到的结果只是针对分区的空间特征信息，而实际的感染者数据是一系列空间点，它们承载的信息更多更详细，需要采用特定的基于点数据的现代空间分析技术进行专门研究。

点模式（point pattern analysis，PPA）分析方法是以空间点数据为研究对象的一整套分析方法，自 20 世纪 50 年代末 60 年代初就已在地理学界广泛应用，主要用它来挖掘点对象的空间分布特征与空间模式等[10, 11]，时至今日，点模式分析方法已广泛应用于林业、地质、地震、勘探、生态、地理等方面[12-15]，点模式分析同样在流行病、城市犯罪等社会学科领域取得成功，Gatrell 系统性地总结了点模式分析在流行病学研究中的应用[16]，美国司法局资助了利用点模式分析方法专门研究城市犯罪的软件 CrimeStat3.0[17]。

对于一系列空间点，人们最关心的问题是空间点是如何分布的？哪些地方密度高（低）？点在空间上的分布是不是随机的呢？如果不是，那它的空间聚集性如何？偏离随机的程度有多大？⋯⋯科学回答这些问题主要根据空间点的一阶与二阶特征确定，一阶特征主要描述点过程的期望值（均值）随空间变化的趋势，二阶特征主要描述空间上不同区域点过程的协方差（相关性）[16]。

空间域 R 内有一系列具有空间位置的点为 s_1，s_2，$\cdots$，s_i，点数据的一阶特征可用密度（intensity）$\lambda(s)$ 来定量描述，它表示以空间点 s 为中心的单位面积内空间点出现的数量[18]，其数学表达式为

$$\lambda(s) = \lim_{ds \to 0} \left\{ \frac{E(Y(ds))}{ds} \right\} \tag{3-18}$$

式中，$E(Y(ds))$ 指数学期望，$Y(ds)$ 表示以 s 为中心的 ds 面积范围内空间点出现的数量。

点数据的二阶特征可用以点为中心的两个子区域的协方差来定量描述[16]，其数学表达式为

$$\gamma(s_i, s_j) = \lim_{ds_i, ds_j \to 0} \left\{ \frac{E(Y(ds_i)Y(ds_j))}{ds_i ds_j} \right\} \tag{3-19}$$

下面就这两种定量描述的方法分别进行介绍，并以广州 SARS 感染者空间点数据为对象进行实例分析。

3.3.1 核密度估计

空间点一维特征的定量表达方法最简单的是利用一个移动窗口遍历整个区域，计算得到的每个窗口内空间点的平均数量即为空间点的密度，这种方法很直接也很简单，缺点是没有考虑窗口内空间点的分布状况，信息表达不充分。改进的方法是采用一定方法对窗口内不同位置的空间点进行加权，得到计算加权后的平均数量，即核心密度估计（Kernel estimation）方法，这也是目前应用最广的一种点模式分析方法。

核心密度估计主要是在窗口内建立一个三维密度函数，密度函数任何一点的 z 值表示权重，权重值主要是利用密度函数并根据该点到窗口中心点的距离确定，窗口内整个密度函数所覆盖体积为 1，采用核心密度估计方法得到的 s 点处的密度的计算式为

$$\hat{\lambda}_\tau(s) = \sum_{i=1}^{n} \frac{1}{\tau^2} k\left(\frac{s-s_i}{\tau}\right) \tag{3-20}$$

式中，$k\left(\dfrac{s-s_i}{\tau}\right)$ 为核函数，τ 为核半径（Kernel radius），s 为待估计点的位置，s_i 为落在以 s 为圆心、τ 为半径的圆形范围内的点的位置，示意见图 3-4[16]。

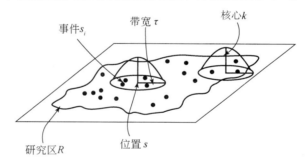

图 3-4 核密度估计的示意图[16]

3.3.2 K 函数估计

空间点的二阶特征能够更多地了解空间点过程相互之间的关系，目前，定量衡量二阶特征的最常用的方法是利用 Rilpley's K 函数，它是一个定量表达空间点之间非随机性程度的指数[19, 20]：

$$\lambda K(d) = E(\text{距离 } d \text{ 范围内空间点的数量}) \tag{3-21}$$

式中，λ 为平均密度（单位面积内空间点的平均数量），$E(\text{距离 } d \text{ 范围内空间点的数量})$ 表示期望值，$K(d)$ 是以 d 为自变量的 K 函数。

设研究区域的面积为 A，研究区域内所有空间点的总数为 N，假设点在空间上是完全随机分布（complete spatial randomness，CSR），则半径为 d 的圆形范围内空间点出现的数量的期望值 $E(d)$ 应该等于点的总数 N 乘以圆形区域占整个研究区域的比例值，即 $E(距离 d 范围内空间点的数量) = \lambda \cdot \pi d^2/A$，把它代入（3-22）得 $K(d)=\pi d^2$，它对应着点在空间上完全随机分布的情形。对于空间分布情况未知的空间点集，若计算得到的 $K(d)$ 等于 πd^2，则可判断点在空间上是完全随机分布的，若大于 πd^2，则表明点在空间上聚集，若小于 πd^2，则表明点在空间上比简单随机分布更规则（离散），在无约束条件下，空间点 K 函数的估计为 [21]

$$\hat{K}(d)=\frac{A}{N^2}\sum_{i=1}^{N}\sum_{j\neq i}^{N}I(d_{ij})\qquad(3\text{-}22)$$

式中，$I(d_{ij})$ 是一个指标函数，若 $d_{ij}\leqslant d$，则 $I(d_{ij})=1$，否则为 0。

K 值是一个绝对量，光凭数值大小无法判断分布的聚集性状况，它必须与完全随机分布下的数值 πd^2 进行对比才能进行有效判断，为了方便，一般采用一个新的转换变量 $L(d)$ 来指示空间点是否完全随机：

$$L(d)=\sqrt{\frac{\hat{K}(d)}{\pi}}-d=\sqrt{\frac{A\sum\limits_{i=1}^{N}\sum\limits_{j\neq i}^{N}I(d_{ij})}{\pi N^2}}-d\qquad(3\text{-}23)$$

显然，只需要判断 $L(d)$ 是否大于零，若大于零则表示聚集分布，若小于零则表示趋向规则分布，等于零表示完全随机。实际中，由于随机性的存在，就算是根据完全随机分布的点也不可能使 $L(d)$ 等于零，而是零附近的数值，因此，判断点是否聚集，主要是看 $L(d)$ 大于零的程度是否显著，若显著偏大则表示聚集，显著偏小则表示规则，不显著则表示完全随机，这一般通过 Monte Carlo 重复模拟实现。

3.4　空间回归分析

Anselin[22] 根据自变量与因变量之间的空间相关性，给出空间回归方程的通用形式：

$$y=\rho W1y+X\beta+\varepsilon\qquad(3\text{-}24)$$

$$\varepsilon=\lambda W2\varepsilon+\mu,\mu\sim N(0,\Omega),\Omega_{ij}=h_i(za),h_i>0\qquad(3\text{-}25)$$

式中，y 为因变量，X 为 $n\times k$ 的自变量矩阵，$n\times n$ 阶权重矩阵 $W1$ 反映因变量本身的空间趋势，ρ 是空间滞后变量 $W1y$ 的系数，β 是与自变量 X 相关的 $k\times 1$ 参数向量，ε 是随机误差项向量；权重矩阵 $W2$ 反映残差的空间趋势，λ 是空间自回归结构 $W2\varepsilon$ 的系数，一般应有 $0\leqslant\rho<1$，$0\leqslant\lambda<1$；μ 为正态分布的随机误差项。由此，整个空间回归方程

受制于 3 个参数：ρ、λ、a。根据这 3 个参数的取值，存在不同类型的空间回归方程和不同的求解技术。例如当 $\rho=\lambda=a=0$ 时，空间回归模型实质上是一个经典线性回归模型，本身不反映空间数据之间的空间相关性。在空间回归方程通用形式的基础上，产生了两个常用的空间回归模型即空间滞后模型和空间误差模型，空间回归模型通常采用最大似然估计（maximum likelihood estimation），使用合适的非线性优化程序来估计回归系数或空间参数。

3.4.1 空间滞后模型

空间滞后模型（spatial lag model，SLM）考虑了因变量的空间相关性，即某一空间对象上的因变量不仅与同一对象上的自变量有关，还与相邻对象的因变量有关。其回归方程为

$$Y=\rho WY+X\beta+\varepsilon \tag{3-26}$$

式中，Y 是因变量，W 为空间权重矩阵，ρWY 反映了因变量 Y 在空间上的自相关因子，WY 是权重矩阵 W 空间滞后因变量（即空间滞后项，可以估计模型中空间相关的程度，同时调整其他解释变量的影响；在对空间相关进行调整后，可以估计其他解释变量的显著性），X 是自变量，ε 是独立同分布误差项向量，ρ（空间自回归系数，空间滞后项 WY 的参数）和 β 都是回归参数。空间滞后项 WY 与干扰项 ε 相关，甚至 ε 是零均值误差也如此，使得作为模型估计的 OLS 的最优性不再有效。空间滞后可解释为邻近观测单元上某一随机变量的加权平均，或作为一个空间平滑滤波器，通常假定是空间自回归过程。自回归系数 ρ 表明相邻空间对象之间存在扩散、溢出等空间相互作用，其大小反映空间扩散或空间溢出的程度。如果 ρ 显著，表明因变量之间存在一定的空间依赖。特别值得注意的是，模型中的空间权重矩阵必须是对称邻接矩阵，只能采用邻接矩阵或距离阈值邻接矩阵，而不能采用最近邻法[22]。

3.4.2 空间误差模型

空间误差模型（spatial error model, SEM）仍保持自变量相互独立，但残差非独立且具有空间相关性，自变量和因变量之间可能存在非线性关系，该模型遗漏了一个或多个回归自变量，应该具有一个自回归结构。空间误差自相关通常假定为残差自回归过程，SEM 的回归方程为

$$Y=X\beta+\varepsilon \tag{3-27}$$
$$\varepsilon=\lambda W\varepsilon+u \tag{3-28}$$

式中，Y 是因变量，W 为空间权重矩阵，X 是自变量，ε 是空间自相关误差项，$W\varepsilon$ 为空间滞后误差项，自回归系数 λ 揭示了回归残差之间空间相关性强度，λW 反映了误差

在空间上的相关性因子，β 为估计参数，u 是独立随机误差项。该模型结合了一个标准回归模型和一个误差项 ε 中的空间自回归模型。空间自回归误差项消除了空间自相关性。由于误差项 ε 的均值为 0，因此不管 λ 的数值如何，因变量 Y 的均值不受空间误差相关的影响。和 SLM 一样，SEM 在进行参数估计之前创建空间权重矩阵，该矩阵必须是对称邻接矩阵，也就是只能采用邻接矩阵或距离阈值邻接矩阵，而不能采用最近邻法[22]。

3.4.3　地理加权回归模型

地理加权回归模型（geographically weighted regression，GWR）模型扩展了传统回归模型，其回归系数 β 不再是常量，而是随空间位置 s_i 变化的 $\beta(s_i)$，该系数反映自变量对因变量的影响随空间位置的不同而变化。GWR 模型建立的前提是空间非平稳性，即参数随空间位置变化。

地理加权回归的实质是局部加权最小二乘法，其中的权为待估点所在的地理空间位置到其他各观测点的地理空间位置之间的距离函数。这些在各地理空间位置上估计的参数值描述了参数随所研究的地理空间位置的变化情况，用以探索空间数据的非平稳性。其 GWR 数学模型形式为[23]

$$Y(s_i)=\beta_0(s_i)+\Sigma_k\beta_k(s_i)X_{ik}+\varepsilon(s_i) \tag{3-29}$$

其中，k 为样本量，s_i 是第 i 个样本点的空间坐标，β_0 为点 s_i 处的截距项，$\beta_k(s_i)$ 是自变量 X_{ik} 在点 s_i 的局部参数估计值。如果 $\beta_k(s_i)$ 在空间保持不变，则 GWR 退化为全局模型。β 的估计值为

$$\beta(s_i)=(X^TW(s_i)X)^{-1}X^TW(s_i)Y \tag{3-30}$$

式中，$W(s_i)$ 是距离权重矩阵，其反映了观测位置对于参数估计的重要性。

在模型（3-29）中，特定点 s_i 的回归系数不再是利用全部信息获得的假定常数，而是利用邻近观测值的子样本数据信息进行局域回归估计而得到随着空间局部地理位置 s_i 变化而变化的变数 β，因此经典 OLS 估计不再适用，而需要采用加权最小二乘法 (WLS) 估计参数 β，$\varepsilon(s_i)$ 表示点 s_i 的随机误差（满足零均值、同方差、相互独立等球形扰动假定）。

参 考 文 献

[1] Ebdon D. Statistics in geography (second edition with corrections). Oxford: Blackwell, 1988.

[2] Tobler W. A computer movie simulating urban growth in the Detroit region. Economic Geography, 1970. 46(2): 234-240.

[3] Goodchild MF. The application of advanced tecnology in assessing environmental impacts, in application of GIS to the modeling of non-point source pollutants in the Vadose zone. Soil Science Society of America Journal, 1996: 1-17.

[4] Haining RP. Spatial data analysis: theory and practice. Cambridge: Cambridge University, 2003.

[5] Cliff A, Ord J. Spatial autocorrelation. London: Pion, 1973.

[6] Anselin L. Local indicators of spatial association - lisa. Geographical Analysis, 1995, 27(2): 93-115.

[7] Ord JK. Getis A. Local spatial autocorrelation statistics: distributional issues and application. Geographical Analysis, 1995, 27(4): 286-306.

[8] 王劲峰. 空间分析. 北京: 科学出版社, 2006: 490.

[9] Getis A, Ord J. The analysis of spatial association by the use of distance statistics geographical analysis, 1992, 24(3): 189-206.

[10] Dacey MF. Analysis of central place and point patterns by a nearest neighbour method Lund Studies in Geography. Series B Human Geography, 1962, 24: 55-75.

[11] Rogers A. A stochastic analysis of the spatial clustering of retail establishments. Journal of the American Statistical Association, 1965, 60: 1094-1102.

[12] Lancaster J, Downes BJ. Spatial point pattern analysis of available and exploited resources. Ecography, 2004, 27(1): 94-102.

[13] Amorese D. Lagarde JL, Laville E. A point pattern analysis of the distribution of earthquakes in Normandy (France). Bulletin of the Seismological Society of America, 1999, 89(3): 742-749.

[14] Bishop MA. Point pattern analysis of eruption points for the Mount Gambier volcanic sub-province: a quantitative geographical approach to the understanding of volcano distribution. Area, 2007, 39(2): 230-241.

[15] Li FS, Zhang LJ. Comparison of point pattern analysis methods for classifying the spatial distributions of spruce-fir stands in the north-east USA. Forestry, 2007, 80(3): 337-349.

[16] Gatrell AC, Bailey TC, Diggle PJ, et al. Spatial point pattern analysis and its application in geographical epidemiology. Transactions of the Institute of British Geographers, 1996, 21(1): 256-274.

[17] Associates NL, Justice NIo. CrimeStat: a spatial statistics program for the analysis of crime incident locations (v 3.1). Washington, DC: The National Institute of Justice, 2007.

[18] Diggle PJ. Statistical analysis of spatial point patterns. London: Academic Press, 1983.

[19] Ripley B. The second-order analysis of stationary point processes. Journal of Applied Probability, 1976. 13: 255-266.

[20] Ripley B. Spatial statistics. New York: John Wiley & Sons, 1981.

[21] Boots BN, Getis A. Point pattern analysis Sage Scientific Geography, ed. V. Series. London: Sage Publications, 1988.

[22] Anselin L. Spatial Econometrics: methods and models. Dordrecht: Kluwer Academic, 1988.

[23] Chen CY, Chang YC, Huang CC, et al. Acute flaccid paralysis in infants and young children with enterovirus 71 infection: MR imaging findings and clinical correlates. American Journal of Neuroradiology, 2001, 22(1): 200-205.

第 4 章　传染病动力学模型

　　流行病在时空上的传播扩散遵循一定的模式，它既体现了健康人群（易感染者）经传播途径受到感染并在自身免疫或外界作用下恢复或因感染死亡的时间传播过程，又体现了易感人群与感染人群在空间上的分布与交互活动的空间传播过程。定量研究传染病的时空传播扩散过程，可以更好地认识和掌握传染病的传播模式，模拟并预测传染病的发展变化趋势，识别高感染率的风险区域，评估传染病的危害性，并对各种传染病防控措施的实施效果进行评价，指导科学的防控决策，将有限的医疗资源用于最关键的环节，使传染病得到有效控制。

　　流行病学的研究很古老，几千年前人类就认识到疾病可能是由于某种不可见微生物所致，采用数学建模的方法定量研究传染病的历史也已有几百年。最早可以追溯到几百年前数学家在流行病方面的工作，主要是利用微分方程构造传染病数学模型，1760 年，Bernoulli 就采用数学的方法研究天花的传播 [1]；1906 年 Hamer 采用离散的时间模型研究麻疹的流行 [2]；1911 年 Ross 利用微分方程研究蚊子在人群之间传播疟疾的行为过程 [3]；直到 1927 年，Kermack 和 McKendric 共同提出易感 - 感染 - 移出（susceptible-infective-removed，SIR）模型 [4]，并用它研究 1665 ~ 1666 年黑死病在伦敦流行的规律及 1906 年瘟疫在孟买的流行规律 [5]，从此，定量的数学建模方法便成为流行病学研究的主要方向一直延续至今。

　　本章主要从经典的 SIR 模型入手，针对其不足点提出改进的 LSEIR 模型及其定量解析与优化求解方案。

4.1　经典 SIR 模型

　　基于传染病传播过程的 SIR 模型最先由 Kermack 和 McKendrick 提出 [4]，其核心思想是将研究区域内的人群划分为有限组合的多个人群，并采用微分方程式表达不同人群之间感染传播的动力学过程。SIR 自提出以后，在很多传染病研究中取得了很好的效果，它已逐渐成为定量研究流行病的主要数学建模方法。

　　经典的 SIR 模型中，把研究区域内的人群分为 3 类：易感人群（susceptible individuals）、感染人群（infected individuals）和移出人群（removed individuals），易感染者通过与感染者的传播途径接触受到传染病病毒侵袭成为感染者，感染过程中又通过传播途径感染其他易感人群，经过一段时间后，感染者通过自身免疫系统获得对传染病毒的免疫能力，并恢复过来，从而退出传播过程，或被传染病毒杀死，死后被掩埋或焚烧，同样退出传播过程。传染病的整个传播过程中，易感人群数、感染人群数和移出人群数随时间变化，但无论什么时候，研究区域内的人口总数总是等于易感人群数、感染人群数和移出人群数的总和。为便于定义后面的数学表达式，下面将分别用数学符号表示易感人群数、感染人群数和移出人群数。

S_t：t 时刻易感人群的数量；I_t：t 时刻感染人群的数量；R_t：t 时刻移出人群的数量；N：研究区域内的人口总数，$N=S_t+I_t+R_t(t \in \forall)$。

将 t 时刻不同人群数量除以总的人口数可以得到不同人群占人口总数的比例，定义如下：$s_t=S_t/N$：t 时刻总人口中易感人群的比例；$i_t=I_t/N$：t 时刻总人口中感染人群的比例；$r_t=R_t/N$：t 时刻总人口中移出人群的比例。

由上可以看出，$s_t+i_t+r_t=1(t \in \forall)$。

4.1.1 动力学模型

SIR 模型主要表达处于健康状态的易感者受到感染后成为感染者进而获得免疫并恢复或死亡的机理过程：易感者（健康状态）→感染者（受到感染）→移出者（获得免疫并恢复或死亡），示意如图 4-1。

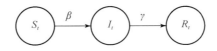

图 4-1　SIR 模型的动力学过程

易感者受到传染病感染必定是通过某一传播途径与感染者发生了直接或间接接触所致，如 SARS 感染者之所以受感染必定是与其他感染者有过近距离接触（身体接触、同处一室或在同一个封闭的空气流通系统），艾滋病（获得性免疫缺陷综合征）感染者之所以受感染必定与其他艾滋病患者有过性接触、共同吸毒或接受了艾滋病患者的输血或源于父母的遗传。SIR 模型用感染率（infection rate，也可称之为有效接触率）β 参数来定量表达易感人群受到感染者感染的影响，感染率 β 受两个方面的制约：单位时间内感染者自由接触的易感人群的数量 c 与易感者和感染者接触后被感染的概率 p，$\beta=p \cdot c$，它表示单位时间内单个感染者使易感者受到感染的平均数量。

SIR 模型假定研究区域内的人口是完全随机且均匀地混合在一起，携带传染病毒的感染者在与其他人的自由接触过程中，与之有接触的人有可能是易感人群、感染人群或移出人群中的任何一位，只有当接触者来自于易感人群时，才有可能影响传染病的传播过程（有可能产生一个新的感染者，并使易感者数量减一），当接触者本身就是感染者时，感染者与感染者的接触并不会对传染病的传播过程产生影响（既不新增加感染者也不会减少感染者，对三个人群数量的变化无影响），同样，当接触者为移出人群时，由于移出者对传染病毒有了很好的免疫性，因此也不会影响传染病的传播过程，平均而言，单位时间内与感染者自由接触的 c 个人中，只有 s_t 部分会对传染病传播过程产生影响，即单位时间内单个感染者使易感者受到感染的平均数量为 $s_t \cdot \beta$，它是一个随时间变化的数。

假设单位时间内感染者中因获得免疫而恢复或死亡的比例为 γ，通常称 γ 为移出率（removed rate）。设 t 时刻的易感人群数、感染人群数和移出人群数分别为 S_t、I_t 和 R_t，则 $t+1$ 时刻的易感人群数 S_{t+1} 等于 t 时刻的易感人群数减去感染人群数 I_t 与有效感染率 $s_t \cdot \beta$，即

$$S_{t+1} = S_t - \beta \cdot s_t \cdot I_t \tag{4-1}$$

同样，可得 $t+1$ 时刻的移出人群数 R_{t+1} 为

$$R_{t+1} = R_t + \gamma \cdot I_t \tag{4-2}$$

$t+1$ 时刻的感染人群数 I_{t+1} 等于 t 时刻的感染人群数 I_t 加上单位时间内由易感人群受感染变为感染者的数量减去感染者中获得免疫恢复或死亡的感染者数量，即

$$I_{t+1} = I_t + \beta \cdot s_t \cdot I_t - \gamma \cdot I_t = I_t(1 + \beta \cdot s_t - \gamma) \tag{4-3}$$

将上面三个计算式右边 t 时刻的易感人群数、感染人群数和移出人群数分别移项到左边，两边同时除以时间变化的步长 $t+1-t=1$，可以得到 SIR 标准的动力学模型：

$$\frac{dS_t}{dt} = \frac{S_{t+1} - S_t}{t+1-t} = \frac{-\beta \cdot s_t \cdot I_t}{t+1-t} = -\beta \cdot s_t \cdot I_t \tag{4-4}$$

$$\frac{dI_t}{dt} = \frac{I_{t+1} - I_t}{t+1-t} = \frac{\beta \cdot s_t - \gamma}{t+1-t} = (\beta \cdot s_t - \gamma) \cdot I_t \tag{4-5}$$

$$\frac{dR_t}{dt} = \frac{R_{t+1} - R_t}{t+1-t} = \frac{\gamma \cdot I_t}{t+1-t} = \gamma \cdot I_t \tag{4-6}$$

显然，

$$\frac{dS_t}{dt} + \frac{dI_t}{dt} + \frac{dR_t}{dt} = 0 \tag{4-7}$$

4.1.2　动力学特性

由 s_t 的定义易知，$s_t = S_t/N \in [0, 1]$，当研究区域内全为健康的易感人群时，$s_t = 1$，

不存在传染病；当研究区域内所有的易感人群全被感染过时，$s_t=0$，研究区域内所有的人口要么正在感染，要么已获得免疫恢复过来或死亡，由于不会有新的易感者变为感染者，因此传染病的传播过程结束，但这种传播过程结束是以所有人口的感染为代价，代价极为昂贵，是最糟糕的一种情况，有传染病传播的正常情况下，以上两种极端情况都不会出现，因为有传染病传播，故 s_t 必定小于 1，在 SIR 模型的动力学模型中，s_t 等于零的情况是不存在的，下面简要分析 SIR 模型的动力学特征，以更多地了解用 SIR 模型模拟传染病传播过程的适应情况。

传染病的暴发通常是由少量感染源引起，少量感染源将传染病毒传播到部分与传播途径有接触的易感人群，使这部分受到感染的易感人群变为感染者，随之，这部分感染者又将传染病毒传播到其他易感人群，又使他们成为感染者，如此一传十、十传百地将传染病毒以指数增长模式传播到整个区域内的易感人群中。在整个传染病传播过程中，$s_t \in (0, 1)$，感染率 β 是一个大于零的常数，由计算式（4-4）知，dS_t/dt 总是小于零，故易感人群 S_t 是一个单调下降的时序变化过程（SIR 模型假设研究区域内的人口为常数，不考虑出生率、死亡率、人口迁出及迁入等因素），其曲线变化形状如图 4-2 左边曲线所示；同样，移出率 γ 也是一个大于零的常数，由计算式（4-6）知，dR_t/dt 总是大于零，故累计移出人群数 R_t 是一个单调上升的时序变化过程，其曲线变化形状如图 4-2 右边曲线所示；由计算式（4-5）知，dI_t/dt 是大于零还是小于零取决于 $\beta \cdot s_t - \gamma$ 与零的大小，I_t 是恒大于零的整数（只有当传染病不存在或传染病已完全消失时，I_t 才会等于零），又 $\beta \cdot s_t - \gamma = \beta(s_t - \gamma/\beta)$，故当 $s_t > \gamma/\beta$ 时，dI_t/dt 会是一个增长的变化曲线，当 $s_t < \gamma/\beta$ 时，dI_t/dt 会是一个下降的变化曲线，SIR 标准模型中，β/γ 是一个大于零恒定常数，s_t 是一个大于零的随时间单调下降的变量。现在有两种情况：①如果 $s_0 < \gamma/\beta$（刚开始时，$t=0$，研究区域内仅有传染源），而在任意时刻 t，恒有 $s_t > s_{t+1}$，对于 $t \in \forall$，$s_t < \gamma/\beta$ 恒成立，进而可以推断 dI_t/dt 总是小于零，因此，这种情况下感染人群数 I_t 是一个单调下降的变化曲线，自然状态下传染病会逐渐消退，不会引起流行；②如果 $s_0 > \gamma/\beta$，dI_0/dt 会大于零，随着时间的推移，s_t 会向零的方向单调下降，而 β/γ 是一个大于零的不变量，因此，只要传播时间足够长，总会在某一时刻使 $s_m = \gamma/\beta$，由于在任意时刻 t，恒有 $s_t > s_{t+1}$，故，当 $t < m$ 时，总是有 $s_t > \gamma/\beta$，此时感染人群数 I_t 会单调上升，当 $t > m$ 时，总是有 $s_t < \gamma/\beta$，此时感染人群数 I_t 会单调下降，$t=m$ 是感染人群数 I_t 处于极大值的平衡点，其曲线变化形状如图 4-2 中间曲线所示（图 4-2 模拟的条件：总人口 10000，其中有 1 个是感染者，感染率 $\beta=0.3$，移出率 $\gamma=0.1$）。

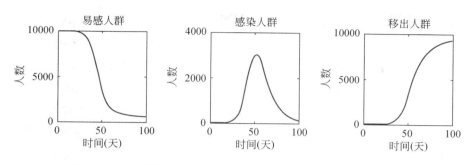

图 4-2　SIR 模型中易感人群、感染人群和移出人群的时序变化

4.1.3　SIR 模型参数的流行病意义

　　SIR 模型中有两个关键参数: 感染率 β 和移出率 γ,两个参数的定义已在上节阐述过,不再赘述,下面主要论述一下两个参数及其外延参数的流行病学意义。

　　感染率 β 的流行病学意义主要在于衡量传染病感染者在一个时间周期内使易感人群受到感染的数量,它受感染者与易感者接触的频率、传染病毒进入易感者体内的剂量及易感者对传染病毒的抵御能力等因素的影响,因此不同感染者个体所导致的感染率是不同的, SIR 模型中的感染率是所有感染者个体的平均情况,不考虑个体之间的差异性。了解传染病的感染率 β 的大小,对于传染病防控有重要意义,实施的传染病防控措施有很大一部分主要用于降低感染率 β,如隔离感染者及其密切接触者,主要是使隔离的感染者个体与易感人群分离,尽量使他们之间的接触频率降到零,从而使隔离个体的感染率 β 降到零;当传染病危害很大,且传播扩散非常凶猛时,政府部门通常会采取严格限制人群活动的应急措施,这种措施的目的也是用于降低感染者与易感人群的接触频率;在人群中接种疫苗使易感人群获得对传染病毒的部分或全部免疫能力,也是为了使与感染者有过接触的易感人群受感染的概率尽量降低;2003 年 SARS 暴发期间,一些保护易感人群的常见措施有洗手、戴口罩、主动与发热病人保持距离等,主要目的是使感染率 β 降低。传染病传播时期,感染率 β 并不是一个一成不变的量,由于人们对传染病的认识程度、政府采取的各种防控措施及正确保护易感个体的宣传活动等会随着传染病传播过程的变化而发生变化,政府部门的应急反应和大众对传染病的认识也有一个时间过程,因此传染病传播过程中,感染率 β 是一个随时间变化的可变量,具体的变化特征及其模式需要根据具体情况有针对性地研究。另外,由于传染病毒是一个生物体,它也受气温变化、气候变迁、空气湿热等自然地理环境影响,会有部分传染病即使在无人为干预措施的条件下,也会因气温等自然环境的变化而发生变化,如流感病毒的感染率就会随着季节的变化而周期性变化,每年的 11 月份到来年的 3 月份感染率很高,而夏季感染率非常低。高感染率更加容易引起传染病流行,危害也更大。

移出率 γ 的流行病意义在于表达受传染病毒感染的感染者退出传播过程的速度，它的倒数 $1/\gamma$ 是平均感染期，物理意义更加明确，平均感染期表示感染者在易感人群中传播的平均时间，显然，移出率越小，平均感染期越长，感染者在易感人群中的传播过程也越会，这不仅会使更多的人受到感染，而且会使传染病传播过程更加延长，移出率 γ 的大小对传染病传播过程有显著的影响，同样，移出率 γ 也是一个平均量，它不考虑感染者个体退出传播过程的时间长度的差异性。了解传染病移出率 γ 的大小，对传染病防控亦具有重要意义，如早发现感染者并对其进行有效隔离就是为了使隔离感染者个体的感染周期 $1/\gamma$ 变小，使移出率 γ 变大。传染病的流行与多种因素有关，如果移出率 γ 够大，即感染者很快被隔离或感染者迅速死亡并被有效掩埋或焚毁，即使传染病毒的传播性很强，也很难引起传染病流行，如高致命率的艾博拉病毒（Ebola Sudan），1976 年和 1979 年两次出现在苏丹南部，死亡率分别为 53% 和 65%，1976 年又出现在扎伊尔北部，死亡率高达 88%，1977 年又出现在苏丹南部，死亡率更是高达 100%[6]，艾博拉病毒虽然很致命，传染性也强，但由于感染者会很快死亡（只有极少部分获得免疫而恢复），移出率 γ 很大，因此没有引起大范围的流行，危害相对较弱，而获得性免疫缺陷综合征（acquired immune deficiency syndrome，AIDS）——俗称艾滋病的传播能力非常有限（它只能通过性接触、血液接触、母体遗传、吸毒者共同使用针具传播，这些传播途径是比空气传播、表皮接触、唾液传播、蚊虫叮咬等更容易防护），但由于 HIV 感染者的平均感染期很长（从几个月到几十年不等），移出率 γ 很小，因此自 1981 年美国亚特兰大疾病控制中心首先公开发现了 5 例人类免疫缺陷病毒（HIV）感染者以来，在不到 30 年的时间内，艾滋病已迅速蔓延到全世界，WHO 报告说 2006 年全球已有 HIV 感染者 3950 万人，290 万人死于 HIV 病毒 [7]，且仍在增长过程中，HIV 的全球流行对人类生存构成了巨大威胁。与感染率 β 比较而言，移出率 γ 也是一个随时间变化的变量，实际中需要根据具体情况有针对性地进行分析研究。

SIR 模型最重要的外延参数是基本再生数 R_0（basic reproductive number），它是指感染者在完全易感人群中导致的第二代感染者的平均数量，基本再生数由感染率 β 和移出率 γ 相除直接得到，即 $R_0=\beta/\gamma$。基本再生数 R_0 是流行数学研究中最重要的参数之一，它的流行病学意义在于用一个单一指标整体衡量了传染病是否能够流行以及流行后的传播规模，基本再生数的大小直接表达了传染病的危害程度。当基本再生数 $R_0<1$ 时，传染病不会流行，因为此时第一代感染者引起的第二代感染者数量不足以抵消感染期内退出传播系统的第一代感染者数量，只有当 $R_0>1$ 时，传染病才得以流行，且 R_0 越大，流行的规模会越大，危害也更严重，防控难度也越大。基本再生数 R_0 可以为接种疫苗的遍及率提供定量指导，接种疫苗可以有效预防传染病的流行，当易感人群中接种疫苗的比例达到 $P_{hi}=1-1/R_0$ 时，人群中的感染者不会引起传染病的流行，P_{hi} 被称之为群体免疫率（herd immunity proportion），它指预防传染病流行需要在易感人群中接种疫苗的最小比率，如 2003 年突发的 SARS 传染病流行事件，目前国际上多数学者估计的 SARS 传染病的基本再生数 $R_0 \in (2,3)$，若取 R_0=2.5，则下次 SARS 感染者在都市地区出现时，只要人群中接种 SARS 疫苗的比例达到 $1 - 1/2.5$=60% 时，在自然状态下（不用人为干预），SARS 不会引起流行。基本再生数 R_0 只是表达了传染病刚暴发时的传播强度，随着时间的推移，一方面人们会采取隔离、接种疫苗、限制人群活动等防控措施保护易感人群；另一方面在自然状态下，s_t 也会逐渐变小，从而导致有效感染率 $s_t \cdot \beta$ 会逐渐降低，因此，基本再生数会随时间变化，传播过程中的基本再生数一般称之为有效再生数 R_t（effective reproductive number），当不考虑人的干预措施时（即处于自然传播状态），$R_t=s_t \cdot R_0$，当考虑人的干预措施时，$R_t=c_t \cdot s_t \cdot R_0$，$c_t \in [0,1]$ 表示人为干预的效率，在自然状态下，无人为干预，则 c_t=1，当人为干预完全有效时，易感人群受到完全保护，则 c_t=0，实施传染病防控措施的基本原则是使 R_t<1，且使 R_t 越快越小越好。对于某一传染病，有效再生数 R_t 受多种因素影响（人为干预的强度和应急时间差异很大），很难有一个统一的标准，但处于自然状态的 R_0 却相对比较稳定，对于同一个传染病，不同地区不同时段暴发的传染病的 R_0 差距不大，因此，在一个地区计算得到的 R_0，只要是同一传染病，不仅可以用于评估另一个地区的传染病危害程度，而且还可用于指导未来的防控应急，也正是由于这种特性及在实际中的巨大指导作用，基本再生数 R_0 的研究已成为流行病学研究的热点，表 4-1 是几类常见传染病的基本再生数的参考值[8]。

表 4-1　常见传染病的基本再生数

传染病		基本再生数 R_0	群体免疫率 P_{hi}
中文名	英文名		
艾滋病	HIV/AIDS	2~5	50%~80%
白喉	diphtheria	6~7	83%~86%
流感（1918 年西班牙）	influenza	2~3	50%~67%
麻疹	measles	12~18	92%~94%
流行性腮腺炎	mumps	4~7	75%~86%
百日咳	pertussis	12~17	92%~94%
脊髓灰质炎	polio	5~7	80%~86%
风疹	rubella	5~7	80%~86%
非典型肺炎	SARS	2~5	50%~80%
天花	smallpox	6~7	83%~86%

4.1.4 SIR 模型的数值求解方法

SIR 模型三个微分方程式组成的方程组是刚性的，其特点是微分方程组的特征值差异很大，采用数值方法进行求解时初始变量的微小扰动会使结果产生很大变化，除非步长取到足够小，否则解分量会不稳定，SIR 模型的刚性特征使其数值求解变得困难。

数值求解 SIR 模型刚性微分方程组的方法可以采用高阶单步方法和线性多步方法，但无论哪种方法，其求解方法通常都是隐式的[9]。目前应用最广泛的是隐式龙格 - 库塔（Runge-Kutta）方法，本章研究中所有 SIR 模型、SIR 改进模型及基于 SEIR 改进的时空传播扩散模型均是采用四阶隐式龙格 - 库塔的数值求解方法，故在此仅介绍四阶龙格 - 库塔的数值求解方法[10]。

对于微分方程 $dy/dx = f(x, y)$，初值条件为 $y(x_0) = y_0$，则自变量空间 $[x_0, x_n]$ 的一系列点 $x_0 < x_1 < x_2 < \cdots < x_n$ 上 $y(x_i)(i=0,1,2,\cdots,n)$ 的近似值 $y_i(i=0,1,2,\cdots,n)$ 的计算为

$$y_{i+1} = y_i + \frac{1}{6}(k_1 + 2k_2 + 2k_3 + k_4) \tag{4-8}$$

$$k_1 = h \cdot f(x_i, y_i) \tag{4-9}$$

$$k_2 = h \cdot f\left(x_i + \frac{h}{2}, y_i + \frac{k_1}{2}\right) \tag{4-10}$$

$$k_3 = h \cdot f\left(x_i + \frac{h}{2}, y_i + \frac{k_2}{2}\right) \tag{4-11}$$

$$k_4 = h \cdot f(x_i + h, y_i + k_3) \tag{4-12}$$

截断误差为 $o(h^5)$。

为了更清楚地了解 SIR 模型的刚性特征，下面设计一组实验，采四阶龙格 - 库塔方法获得其数值解析结果，通过观察并对比这组实验的解析结果，可以获得对 SIR 模型刚性特征的直观认识。

设一个拥有 10 万人口的小城市某天突然暴发一种新型传染病，初始感染者数量为 10，又设城市内传染病的感染率为 0.5，移出率为 0.25（感染者的平均感染周期为 4 天），时间步长为天。为了考查 SIR 模型对感染率参数的刚性特征，现保持移出率为 0.25 不变，考查 3 组感染率（0.5，0.45，0.4）条件下 SIR 模型的输出结果，如图 4-3A（彩图 1）所示；同样，为了考查 SIR 模型对移出率参数的刚性特征，现保持感染率为 0.5 不变，考查 3 组感染率（0.25，0.225，0.2）条件下 SIR 模型的输出结果，如图 4-3B（彩

图 1）所示，由图 4-3 可以容易看出 SIR 模型的刚性特征，且感染率对 SIR 模型输出结果的影响性更大。

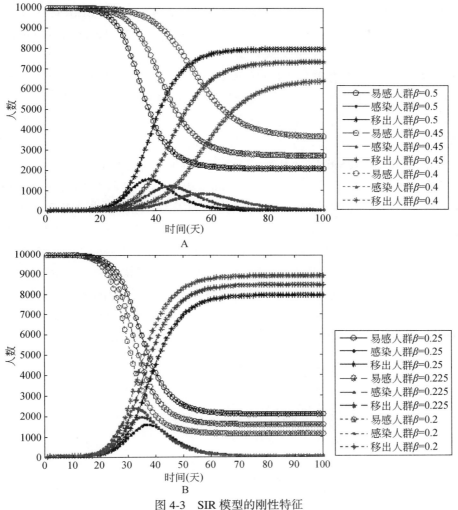

图 4-3 SIR 模型的刚性特征

A. 移出率不变，对感染率进行扰动；B. 感染率不变，对移出率进行扰动

4.2 SEIR 模型的改进

SIR 模型是一种理想状态下的传染病模型，它既不考虑人口的出生与死亡，也不考虑传播过程中人口的迁入与迁出，它还要求易感人群的感染率、感染人群的移出率保持一致，且各类人群完全随机地混合在一起，不考虑不同人群自身免疫力的差异，它需要传播过程完全是处于自然传播状态，无任何人为干预影响，这种理想或近似理想的状态在实际中很少出现，但这并不表明 SIR 模型已失去生命力，相反，SIR 模型基于

将人口分群并构建动力学传播过程的思想框架越来越焕发出新的光彩。基于 SIR 模型的长期研究过程中，大量学者根据不同传染病的病理学特征并考虑不同的人为干预措施发展出了大量改进的 SIR 模型，如 MSEIR、MSEIRS、SEIR、SEIRS、SIR、SIRS、SEI、SEIS、SI 和 SIS 等，各类模型的数学建模方法可参考 Hethcote 对传染病数学模型的综述性论文[11]。

SIR 模型改进的思路有很多，但需要遵守一个总的原则，即传染病的数学建模方法需要根据传染病的病理学特征及研究区域的具体情况构建，如果忽视研究对象的具体特征，构建的传染病数学模型往往不能反映实际情况，也失去了传染病数学模型的实际指导意义。

传统的 SEIR（susceptible-exposed-infected-removed）模型中，感染者数量的变化完全由感染率（infective rate）、移出率（removed rate）、转阳率（conversion rate）及初始条件（primary status）决定，由于不考虑人为干预措施的影响，因而设定传播过程中感染率为一常数。然而，在大多数实际发生的传染病流行中，公共卫生部门往往会采取一系列防控措施以应对传染病流行威胁。例如，对感染者立即实施隔离，严密监控、跟踪和隔离密切接触者，加强医护人员的防护等，以期尽快使感染率也迅速降到一个较低的水平。对于这一人为干预过程，可以利用一个随时间变化的感染率来刻画。因此，在传统 SEIR 模型中，引入 logistic 生长函数（有学者采用指数函数模拟北京 SARS 在不同时间的发病率[5]），得到改进后的 LSEIR 数学模型[12]，数学形式如下：

$$\frac{dS}{dt} = -\beta(t)\frac{S(t) \cdot I(t)}{N} \tag{4-13}$$

$$\frac{dE}{dt} = \beta(t)\frac{S(t) \cdot I(t)}{N} - \sigma \cdot E(t) \tag{4-14}$$

$$\frac{dI}{dt} = \sigma \cdot E(t) - \gamma(t) \cdot I(t) \tag{4-15}$$

$$\frac{dR}{dt} = \gamma(t) \cdot I(t) \tag{4-16}$$

$$\beta(t) = p_1 + \frac{p_2}{1 + \exp[p_3 \times (t - p_4)]} \tag{4-17}$$

式中，t 表示时间（单位为天）；$S(t)$、$E(t)$、$I(t)$、$\beta(t)$ 分别为 t 时刻易感人群、潜伏人群、感染人群及移出人群的数量；$\beta(t)$ 为 t 时刻的感染率，表示一天内每个感染者感染的人数；$\gamma(t)$ 为 t 时刻的移出率，表示第 t 天由感染者变为移出者的人数占总感染者人数的比率，$1/\gamma(t)$ 表示 t 时刻的平均感染期（单位为天）；σ 为转阳率，$1/\sigma$ 表示平均潜伏期（单位为天）；p_1、p_2、p_3、p_4 分别表示 logistic 函数（公式 4-17）第二个平稳段的数值、响应范围、曲率及拐点处的时间。

4.2.1　LSEIR 模型参数的求解

同经典的 SIR 模型一样，LSEIR 模型同样由一组微分方程构成，它可以采用四阶龙格 - 库塔方法对其隐式结果进行求解，龙格 - 库塔解析求解的方法需要已知 LSEIR 模型的几个关键参数：p_1、p_2、p_3、p_4、σ、γ，而对于像 SARS 一样的新型传染病，感染率、移出率、转阳率的大小是未知的，即使在其他地区求解得到了感染率、移出率、转阳率值的估计结果，也很难直接移植到另外一个地区，另外，反映人为干预措施实施情况的 logistic 参数（p_1、p_2、p_3、p_4）在不同的地区是不一样的。为求得模型参数的最优估计，最笨拙的方法是解空间的完全枚举，即对所有可能的参数组合进行穷举，计算得到每个参数组合的评价函数，则评价函数最好的那个模型参数组合就是需要求解的最优结果。

设 LSEIR 模型的参数集 P 为 $[p_1, p_2, p_3, p_4, \sigma, \gamma] \in R(0, \infty)$[6]，某个区域内传染病的传播扩散过程对应着一个唯一的 P 值，传染病模型的传播扩散过程可以用每天易感人群数量、感染人群的数量、潜伏人群数量及移出人群数量来定量表达，当然，也可以采用基于这四类变量的衍生量进行表达，如每天新增感染者数量、每天新增的移出者数量。于是，当已知传染病传播过程时，即存在真实的参数集 P，现在的问题是，需要采用一定方法获得真实参数 P 的最优近似解 P'，使（利用 LSEIR 模型）由最优近似解 P' 表达的传染病传播过程与真实的传播过程最接近，模拟结果的好坏由这四类人群数的时间变化过程的近似程度定量衡量。最直接的一种方法是对参数集 P 解空间中所有可能的解一一进行枚举，从中选出与真实传播过程最接近的一个解作为最优近似解 P'，这种方法很简单，得到的结果也最可靠，但实际中不可行，因为 p_1、p_2、p_3、p_4、σ、γ 都是大于零的连续实数值，参数集 P 解空间中所有可能的解无穷，无法进行一一枚举，因此，枚举方法是不可行的。

随着计算机技术的发展，出现了很多用于解决无穷枚举难题的计算机演化优化算法[15-40]，其中比较经典的有遗传算法、模拟退火算法、蚂蚁算法、粒子群算法等，结合传染病实际情况，本章选用遗传算法和模拟退火算法进行 LSEIR 模型参数的近似最优求解。本章主要介绍模拟退火算法在求解 LSEIR 模型参数中的应用。

由于模拟退火算法需要指定一个可定量化度量传染病传播过程的模拟结果是否良好的目标函数，为此，先介绍目标函数。

4.2.2　目标函数

对于一组观察值 $\text{obs}_i(i=1,2,3,\cdots,N)$ 及用数学模型得到的预测值 $\text{est}_i(i=1,2,3,\cdots,N)$，

衡量数学模型预测效果的误差评定指标很多，其中最常见且应用最广泛的是拟合度指数 R^2，为计算公式 4-18，它可以用来评价模型预测效果的优劣，R^2 的取值范围是 $(-\infty, 1]$，R^2 越接近 1，表示模型预测效果越好，反之亦然。

$$R^2 = 1 - \frac{\sum_{i=1}^{N} (\text{obs}_i - \text{est}_i)^2}{\sum_{i=1}^{N} (\text{obs}_i - \overline{\text{obs}})^2} \tag{4-18}$$

虽然 R^2 可以从整体上反映预测值与观察值的接近程度，但对于两者的均衡性反映较为迟钝。1961 年 Theil 在经济预测的论文中提出了西尔不均衡系数 U[13]，为计算公式 4-19，它比拟合度指数 R^2 更加敏感，能够很好地捕捉观察值与预测值的整体匹配信息，U 的取值范围是 $[0, 1]$，U 越接近 0，表示观察值与预测值的均衡性越良好，也即模型预测效果越好，反之亦然。

$$U = \frac{\sqrt{\sum_{i=1}^{N} (\text{obs}_i - \text{est}_i)^2}}{\sqrt{\sum_{i=1}^{N} \text{obs}_i^2} + \sqrt{\sum_{i=1}^{N} \text{est}_i^2}} \tag{4-19}$$

拟合度指标 R^2 与西尔不均衡系数 U 均能用作模拟退火算法和遗传算法的评价函数，两者具有类似的效用，为简单起见，下面的分析研究中仅选用拟合度指标 R^2 作为目标函数值进行分析，西尔不均衡系数 U 仅供参考。

4.2.3 模拟退火算法优化求解

用于解决 N-P 难题的计算机优化算法有很多，适于解决传染病模型参数最优估计的方法主要有模拟退火算法和遗传算法，它们均能从参数空间中可能的解中搜索得到近似最优的结果，差别在于算法的优化搜索效率及最优性（陷入局部最优的可能性）。

模拟退火算法（simulated annealing，SA）是一种用于优化多变量函数的蒙特卡罗（Monte Carlo，MC）模拟方法，它源于热动力学原则的数值优化技术，1953 年 Metropolis 发表的论文中最先提出模拟退火算法的算法框架[14]。热物理学中，高热物体的冷却方法非常重要，不同冷却过程会使冷却后物体的物理性质差异很大，如果采用急剧降温的冷却方法，通常会使冷却物体中的晶体中包含大量杂质，只有当降温过程缓慢到一定程度时，冷却物体中形成的晶体颗粒才会比较纯净，冷却物体的物理性质是最优的，Metropolis 提出的模拟退火算法就是源于热物理中对高热物体逐步缓慢降温使其达到最优的物理结构的思想，模拟退火算法对最优解的搜索过程就是仿照了缓慢降温的物理过程。

目前，模拟退火算法已成为实际中应用非常广泛的一类计算机模拟演化算法[15-24]，它非常适合于求解组合优化问题，该方法不仅方法简洁、运行健壮、使用灵活，而且具有近似全局最优的性能。

利用模拟退火算法可以用来优化搜索 LSEIR 模型的近似最优参数，它采用随机扰动的方法在参数空间内搜索一组使 LSEIR 模型的解析结果最能反映传染病传播过程的关键参数，搜索的方程解具有渐近最优的收敛特征，它最大的缺点是搜索效率低，时间复杂度高，且扰动方式及模拟退火参数设置不当也会使反演的参数陷入局部最优，利用模拟退火算法实现 LSEIR 模型参数最优求解的实验流程见图 4-4，其实验步骤如下：

(1) 在 LSEIR 反演参数的解空间中任意设定一个 P 值 $[p_1, p_2, p_3, p_4, \gamma, \sigma]$，它是模拟退火算法迭代的起点；

(2) 把参数 P 代入 LSEIR 模型，利用四阶龙格-库塔微分方程组解析方法，计算得到与参数 P 对应的表示传染病传播过程的解析结果——每天的易感人群数、潜伏人群数、感染人群数、移出人群数及每天新增感染者数量和每天移出感染者数量；

(3) 对比分析参数 P 的解析结果与实际观察的传染病传播数据，计算两者的拟合度指标 R^2，把它作为模拟退火算法的目标函数 loss（评价函数）；

(4) 对参数 P 进行随机扰动（随机选择六个参数中的一个，对其进行扰动，即采用一定方法随机地改变它的数值，其他参数值保持不变），得到新的参数 P'，按实验步骤 3 的方法同样计算与之对应的新目标函数值 loss'；

(5) 按 Metropolis 准则（公式 4-20、4-21）用新参数 P' 替代旧参数 P：

$$p(P \to P')=1(\text{loss}' \leqslant \text{loss}) \tag{4-20}$$

$$p(P \to P')=\exp\left(\frac{\text{loss} - \text{loss}'}{c}\right)(\text{loss}' > \text{loss}) \tag{4-21}$$

式中，$p(P \to P')$ 表示 P' 替代 P 的概率，c 为温度参数，它是一个变量，在循环迭代过程中，每次执行计算式 4-21 时，c 会按一定比例逐渐变小，即 $c=k \times c$，k 为小于 1 的恒定降温参数；

(6) 当 $P \to P'$ 发生时，扰动是有效的，回到实验步骤 4；反之，当 $P \to P'$ 没有发生时，扰动是无效的，记录一次扰动无效，并计算连续扰动无效的累计次数 $n=n+1$，当 n 大于某一设定的阈值时，迭代结束，最后一次扰动无效的前一个参数 P 即为最终反演的近似优化解（当运行时间或温度变化量达到一定限度时，也将终止模拟退火算法的迭代）。

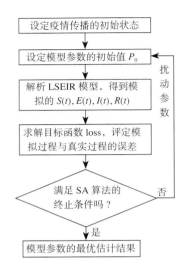

图 4-4　基于模拟退火算法推演 LSEIR 模型最优参数的实验流程

4.3　案例分析：2003 年广州市 SARS 流行

4.3.1　实验数据

实验数据来源于中国疾病预防控制中心提供的 2003 年广州市 1277 例 SARS 感染者数据，时间从 2003 年 1 月 2 日~5 月 9 日，广州市 SARS 流行最先集中在人口密度非常高的城市中心区域——越秀区，并以此为核心向周围扩散，在短短的 1 个月时间内形成一定规模；疫情在 2 月上旬达到最高峰，随后，每天新发病例人数迅速降低，在 3 月初达到最低状态；此后，疫情出现一定幅度的反弹（这一异常反弹可能由于把部分流感患者误诊为 SARS 感染者所致），并在一个较低发病水平持续波动近 2 个月。

从每天新增感染者数量的时序变化过程来看，如图 4-5A，广州市 SARS 流行大致经历了 3 个发展阶段：从 1 月 2 日~2 月 8 日的失控期——SARS 传播迅速，每天新增感染人数呈指数级水平迅速攀升；从 2 月 9 日~3 月 1 日的有效控制期——SARS 传播能力大大削弱，每天新增感染人数稳步下降；从 3 月 1 日~5 月 9 日的危险期——SARS 传播在流行和非流行的中间状态徘徊，每天新增感染人数相对稳定，无明显攀升或消亡趋势。

图 4-5B 为广州市 SARS 感染者的家庭住址的空间分布，由图易知，SARS 传播在空间上有较强的聚集性，感染者大多出现在经济活动频繁且人口稠密的城市中心地带，远郊区域只有零星的感染者出现。由图 4-5C 知，广州市 SARS 传播的空间扩散主要集中在 3 月 1 日前（失控期和有效控制期），此后，SARS 的空间扩散能力已大大削弱，

这可能得益于政府采取的有效防控措施。

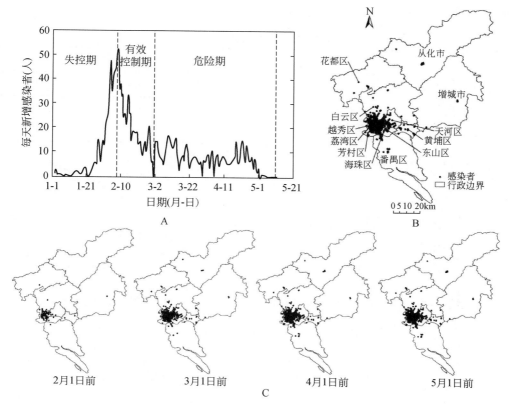

图 4-5　2003 年广州市 SARS 传播的时空过程

A. SARS 疫情的时序变化；B. SARS 感染者的空间分布；C. SARS 传播的空间扩散

4.3.2　实验结果

在广州市 SARS 流行的第 3 个阶段，同时发生了流感流行，有部分流感患者被误诊为 SARS 感染者，为此，本章仅对前 2 个阶段的观察数据进行实验分析。假定发病日期为潜伏者变为感染者的时间，报告日期为感染者变为移出者的时间，根据流行病学调查数据，统计出每天处于感染状态的发病人群数及每天累计移出的人群数量。

基于 3 月份前观察得到的每天处于感染状态的发病人群数的统计数据，利用传播动力学模型 LSEIR 与模拟退火算法，根据图 4-4 的实验步骤进行模型参数的迭代优化，得到广州市 SARS 疫情的最优模拟结如图 4-6A 所示，模型参数的最优估计如表 4-2 所示。将表 4-2 中的模型参数代入 LSEIR 模型，得到累计移出人群数的模拟结果，如图 4-6B 所示。图 4-6C 为估计得到的两个重要流行病学指标——感染率和基本再生数的时序变化情况。由图 4-6A 和 4-6 B 易知，模拟结果较好地反映了广州市 SARS 疫情在时间上的演化过程。

表 4-2 模型参数的最优估计结果

p_1	p_2	p_3	p_4	γ	σ
0.0789	0.4202	2.1540	34.5425	0.1302	0.2516

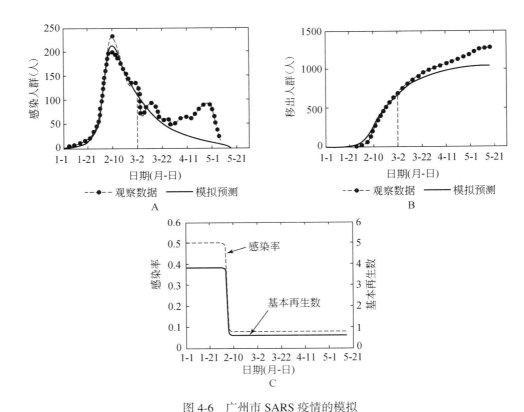

图 4-6 广州市 SARS 疫情的模拟

A.感染人群数的模拟；B.移出人群数的模拟；C.再生数与感染率的时序变化

4.3.3 实验结果的分析

由表 4-2 知，平均潜伏期为 $1/\sigma = 1/0.2516 \approx 4$ 天，平均感染期为 $1/\gamma = 1/0.1302 \approx 7.7$ 天，感染率为 $\beta(t) = 0.0789 + 0.4202/\{1 + \exp[2.154 \times (t-34.5425)]\}$，基本再生数（basic reproduction number）为 $\beta(t)/\gamma = 0.606 + 3.2273/\{1 + \exp[2.154 \times (t-34.5425)]\}$。

由 LSEIR 模型反演得到的平均潜伏期的最优估计值约为 4 天，即易感者受到 SARS 病毒的充分暴露被感染后，平均需要经过 4 天才会表现出发热、咳嗽等 SARS

临床症状，这一结果与目前的主流研究结果较为一致。对潜伏期的最可靠估计是研究只有一次明确接触史的病例，世界卫生组织（WHO）采用这种方法对（明确且具有单一暴露史的）新加坡、加拿大及欧洲的 SARS 患者进行分析，认为 SARS 传染病的潜伏期为 4 ~ 10 天，最长潜伏期不超过 10 天。直接针对单一明确接触病史感染者来估计潜伏期的研究方法也存在很大的不确定性，主要原因是符合要求的样本量过少。Donnelly 根据香港的 SARS 病例数据估计的潜伏期为 6.37 天。在国内，有不少学者基于中国大陆的 SARS 病例数据估计了中国内地 SARS 传播的潜伏期，蔡全才分析了中国内地的 SARS 病例数据，认为潜伏期服从 Gamma 分布，其最大似然值为 4.89 天。韩卫国利用北京 SARS 病例数据反演得到的潜伏期为 5 天，中国官方发布的通告《SARS 密切接触者判定标准和处理原则》中界定的潜伏期大于 3 天。

　　由图 4-6C 知，在广州市 SARS 流行的失控期，感染率约为 0.5，即每个感染者平均每 2 天感染 1 人，稍低于北京 SARS 暴发初期的感染率，但略高于香港 SARS 暴发初期的感染率。当广州市 SARS 得到有效控制后，在短时间内感染率迅速降到了 0.08 的较低水平，基本再生数由失控期的 3.8 迅速降到了 0.6 的水平。基本再生数是流行病学研究中最重要的参数之一，它直接衡量了传染病的传播能力，基本再生数越大，传播能力越强，当基本再生数小于 1 时，在自然状态下，传染病也不会流行。

　　SARS 病毒在潜伏期不具传染性[1]，只有当患者表现出 SARS 临床症状时才具有传染性。当 SARS 感染者经正式确认并报告后通常会被严格控制并隔离起来，此时的感染者已基本无法威胁到社会上正常的易感人群，因而退出 SARS 传播过程，成为移出者。故本章假定发病日期为潜伏者变为感染者的时间，报告日期为感染者变为移出者的时间，报告日期减去发病日期即为感染期，由实际流行病学调查数据统计得到实际的感染期的分布及其时序变化如图 4-7 所示。实际感染期的均值约为 8 天，与根据 LSEIR 模型得到的平均感染期约为 7.7 天的估计结果较为接近。

　　观察图 4-7B，广州市 SARS 疫情发展过程中，感染期并非保持不变，而且存在一定的变化趋势。SARS 暴发初期，感染期较长，随后感染期逐渐降低，在达到低谷后，又有一定回升，并在 8 天附近长期徘徊，直到疫期结束。感染期的变化趋势与 SARS 的传播趋势有较好的对应关系。图 4-7B 中的对应关系有一段时间的错位，这主要因为感染期是一个过程，而非瞬时数值，故感染期的影响并非只在当天，而是包含当天以及后续多天。当感染期较长时，SARS 传播呈失控状态，当感染期较短时，SARS 传播处于有效控制状态，传播后期当感染期再次增大时，SARS 传播也相应地出现了反弹，3 月份当感染期趋于平稳时，SARS 传播同样也趋于平稳。由此可以推断，感染期变化较大程度上主导了 SARS 疫情传播。感染期的变化直接受"早发现，早诊断、早隔离"（以

---

[1] http://www.who.int/csr/sars/en/

下统称"三早"措施）的防控策略影响，在广州 SARS 流行的第二阶段，SARS 传播得到有效控制，这可能得益于"三早"措施的贯彻实施。

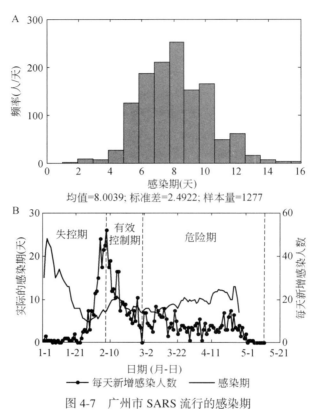

图 4-7　广州市 SARS 流行的感染期

A.感染期的分布情况；B.感染期与每天新发病例的对比

参 考 文 献

[1] Dietz K, Heesterbeek JAP. Daniel Bernoulli's epidemiological model revisited. Mathematical Biosciences, 2002, 18: 1-21.

[2] Hamer WH. Epidemic disease in England - the evidence of variability and of persistence of type. Lancet, 1906, 733-739.

[3] Ross R. The Prevention of Malaria. London: John Murray, 1911.

[4] Kermack WO, McKendrick WG. A contribution to the mathematical theory of epidemics. Proceedings of the Royal Society of London, Series A, 1927, 115: 700-721.

[5] 周义仓, 唐云 . SARS 传播预测的数学模型 . 工程数学学报 , 2003, 20(7): 54-62.

[6] Quest T. http://library.thinkquest.org/C008124F/ebola_virus.htm[2008-9-9].

[7] WHO. http://www.unaids.org/en/KnowledgeCentre/HIVData/GlobalReport/Default.asp[2006-6-1].

[8] Wikipedia. http://en.wikipedia.org/wiki/Basic_reproductive_rate[2007-6-2].

[9] 李立康 , 於崇华 , 朱政华 . 微分方程数值解法 . 上海 : 复旦大学出版社 , 1999.

[10]《数学手册》编写组 . 数学手册 . 北京 : 高等教育出版社 , 2004: 1397.

[11] Hethcote HW. The mathematics of infectious diseases. Siam Review, 2000, 42(4): 599-653.

[12] Wang JF, McMichael AJ, Meng B, et al. Spatial dynamics of an epidemic of severe acute respiratory syndrome in an urban area. Bulletin of the World Health Organization, 2006, 84(12): 965-968.

[13] Theil H. Economic Forecasts and Policy, Second Edition. Amsterdam: North-Holland, 1961, 435-437.

[14] Metropolis N, Rosenbluth AE, Rosenbluth MN, et al. Equations of State Calculations by Fast Computing Machines. Journal of Chemical Physics, 1953, 21(6): 1087-1092.

[15] Varela LR. Ribeiro RA. Evaluation of simulated annealing to solve fuzzy optimization problems. Journal of Intelligent & Fuzzy Systems, 2003, 14(2): 59-71.

[16] Tekinalp O, Bingol M. Simulated annealing for missile optimization: developing method and formulation techniques. Journal of Guidance Control and Dynamics, 2004, 27(4): 616-626.

[17] Faber R, Jockenhovel T, Tsatsaronis G. Dynamic optimization with simulated annealing. Computers & Chemical Engineering, 2005, 29(2): 273-290.

[18] Wegener I. Simulated annealing beats metropolis in combinatorial optimization. Automata, Languages and Programming, Proceedings, 2005, 3580: 589-601.

[19] Kalai AT, Vempala S. Simulated annealing for convex optimization. Mathematics of Operations Research, 2006, 31(2): 253-266.

[20] Suman B, Kumar P. A survey of simulated annealing as a tool for single and multiobjective optimization. Journal of the Operational Research Society, 2006, 57(10): 1143-1160.

[21] Aggelogiannaki E. Sarimveis H. Simulated annealing algorithm for prioritized multiobjective optimization-implementation in an adaptive model predictive control configuration. Ieee Transactions on Systems Man and Cybernetics Part B-Cybernetics, 2007, 37(4): 902-915.

[22] Lamberti L, Pappalettere C. Weight optimization of skeletal structures with multi-point simulated annealing. Cmes-Computer Modeling in Engineering & Sciences, 2007, 18(3): 183-221.

[23] Mahlke D, Martin A, Moritz S. A simulated annealing algorithm for transient optimization in gas networks. Mathematical Methods of Operations Research, 2007, 66(1): 99-115.

[24] Sonmez FO. Shape optimization of 2D structures using simulated annealing. Computer Methods in Applied Mechanics and Engineering, 2007, 196(35-36): 3279-3299.

[25] Barricelli NA. Esempi numerici di processi di evoluzione. Methodos, 1954, 45-68.

[26] Fraser A. Simulation of genetic systems by automatic digital computers. I. Introduction. Australian Journal of Biological Sciences, 1957, 10: 484-491.

[27] Fraser A, Donald B, Computer models in genetics. New York: McGraw-Hill, 1970.

[28] Forrest S. Genetic algorithms - principles of natural-selection applied to computation. Science, 1993, 261(5123): 872-878.

[29] Pal SK, Bhandari D, Kundu MK. Genetic algorithms for optimal image-enhancement. Pattern Recognition Letters, 1994, 15(3): 261-271.

[30] Dangprasert P, Avatchanakorn V. Genetic algorithms based on an intelligent controller. Expert Systems with Applications, 1996, 10(3-4): 465-470.

[31] Rasheed K, Hirsh H. Learning to be selective in genetic-algorithm-based design optimization. Ai Edam-

Artificial Intelligence for Engineering Design Analysis and Manufacturing, 1999, 13(3): 157-169.

[32] Ishibuchi H, Nakashima T, Murata T. Three-objective genetics-based machine learning for linguistic rule extraction. Information Sciences, 2001, 136(1-4): 109-133.

[33] Chow CK, Tsui HT, Lee T. Surface registration using a dynamic genetic algorithm. Pattern Recognition, 2004, 37(1): 105-117.

[34] Herrera J, Huedo E, Montero RS, et al. A grid-oriented genetic algorithm. Advances in Grid Computing - Egc 2005, 3470: 315-322.

[35] Gagne C, Schoenaner M, Sebag M, et al. Genetic programming for kernel-based learning with co-evolving subsets selection. Parallel Problem Solving from Nature - Ppsn Ix, Proceedings, 2006, 4193: 1008-1017.

[36] Cantu-Paz E, Goldberg DE. Efficient parallel genetic algorithms: theory and practice. Computer Methods in Applied Mechanics and Engineering, 2000, 186(2-4): 221-238.

[37] Schmitt LM. Theory of genetic algorithms. Theoretical Computer Science, 2001, 259(1-2): 1-61.

[38] Schmitt LM. Theory of coevolutionary genetic algorithms. Parallel and Distributed Processing and Applications, Proceedings, 2003, 2745: 285-293.

[39] Schmitt LM. Theory of Genetic Algorithms II: models for genetic operators over the string-tensor representation of populations and convergence to global optima for arbitrary fitness function under scaling. Theoretical Computer Science, 2004, 310(1-3): 181-231.

[40] Zhang J. Genetic algorithms and their applications in multidimensional item response theory. International Journal of Psychology, 2004, 39(5-6): 383.

第5章　基于复杂网络的传染病传播模型

近年来，随着复杂网络理论的出现，网络分析方法不断得到发展。现实生活中，人与人之间的接触关系构成了一个巨大的复杂网络，传染病在网络中扩散、传播。对人群不同的划分方式、建模方法以及不同传染病的传播途径、传播概率都对传染病态势的判断产生着重要的影响。

本章将从复杂网络模型介绍、传染病网络建模方法、传染病控制策略以及几种传染病的研究现状等方面详细介绍如何在复杂网络中对传染病传播建模。

5.1　复杂网络模型

近年来，随着网络研究的发展，越来越多的人开始关注网络结构及其网络行为之间的研究。任何网络都可以看成是一组节点按照某种方式连接在一起而构成的系统。最简单的网络是规则网络，它的特点是每个节点都拥有相同的邻近节点数目，如晶格网络、完全图等。

20 世纪 60 年代末，两位匈牙利数学家 Erdös 和 Rényi 建立了随机图理论（Random Graph Theory），被公认为在数学上开创了复杂网络理论的系统性研究 [1]。1998 年，Watts 和 Strogatz 发表在 *Nature* 上的文章提出了小世界模型 [2]。1999 年，Barabási 和 Albert 发表在 *Science* 上的文章提出了无标度网络 [3]。

5.1.1　随机网络

在数学中，随机图是指由一组顶点通过随机过程添加边而形成的图。随机图的理论是图论和概率论的交叉成果 [4]。

随机图的"随机"性主要体现在边的分布上。假设有一组数量为 N 的顶点，以相同的概率 p 随机将给定顶点之间连接上边，此时共产生约 $pN(N-1)/2$ 条边（图 5-1）。这样就得到了一个随机图的例子。

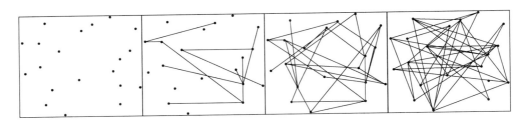

图 5-1　随机网络示意（$N=20$；$p=0$，0.05，0.1，0.2）

　　一个典型的模型是由 Erdös 和 Rényi 提出的 ER 随机图，该模型具有如下的涌现或相变性质：ER 随机图的许多重要性质都是突然涌现的。也就是说，对于任一给定的概率 p，要么几乎每一个图都具有某个性质 Q（比如，连通性），要么几乎每一个图都不具有该性质[5]。

　　ER 随机图中任意两个节点之间的连接概率均为 p，整个网络的平均度是 $<k>=p(N-1)$，聚类系数 $C=p$，即大规模的稀疏 ER 随机图没有聚类特性。当 ER 随机图的平均度不变时，对于很大的节点数 N，由于两节点间是否存在边是相互独立的，ER 随机图的度分布可用 Poisson 分布来表示[6]：

$$P(k)=\binom{N}{k}p^k(1-p)^{N-k}\approx\frac{\langle k\rangle^k \mathrm{e}^{-\langle k\rangle}}{k!}$$

式中，对固定的 k，当 N 趋于无穷大时，等式的近似等于成立。因此，ER 随机图又被称作"Poisson 随机图"。

　　公共卫生领域，随机图理论的一个重要研究课题：传染病在概率 p 不同随机图模型中有什么样的传播模式？

　　Trapman 指出用随机网络逼近真实网络是一种描述疾病传播的方法，但常用的构建随机网络的方法并不能控制图中三角形的数量，而且这些三角形会自然地出现在很多网络中。为此作者提出了一种根据给定度分布和三角形预期数目的随机网络构建方法，通过使用该方法生成的随机网络。作者分析了两种类型传染病在网络中的传播：有固定的传染周期的传染病（和感染者会传染所有易感邻居）或者全都不传染的传染病。这两种传染病类型可以用来计算 R_0 的最大值和最小值[7]。

　　Volz 等使用疾病动力学方法研究了随机网络中不同连接结构和聚类模式的共同影响。为了给人群建模，作者在结构模型的基础上引入节点度分布和层次聚类。为了用这种随机网络对疾病动力学建模，文中提出了一个易于处理的低维度常微分方程系统，该系统考虑了网络结构对疫情发展过程的影响。作者发现聚类和度分布的交互关系非常复杂。聚类总是减缓疾病流行，但是同时增加聚类和度分布的多样性会增加疾病传播规模。作者同时发现，如果错误地认为疾病传播周期是均匀的，那么结合基于扩散的近似值（bond percolation-based approximations）会产生严重偏差，并且偏差的量级会随着网络聚类的数量增加。最后作者通过这个模型发现不考虑家庭结构的网络模型在模拟传染病传播时也会产生偏差[8]。

Ball 等在随机接触网络中使用 SIR 模型对疾病的传播进行建模。决定传染病是否可以通过很少初始感染者流行起来的阈值参数以及疾病主要暴发和预期患者比例的概率都可以通过模型计算出来。蒙特卡洛仿真结果表明，这些渐近的数量准确地反映出有限群体的行为，即使群体的规模大小不同。通过与之前提出模型的对比，该模型能够很好地反映出传染病流行的总体态势和时间分布结果[9]。

5.1.2　小世界网络

规则网络和随机网络虽然结构简单，但都不能准确地反映出真实网络中复杂网络连接的特性。1998 年，Watts 和 Strogtz 提出了小世界网络模型，又称 WS 小世界模型，作为从规则网络向随机图的过渡，开创了小世界网络这个研究领域[2]。

WS 小世界模型的构造算法如下：

(1) 规则网络：对一个含有 N 个节点的最近邻网络，将节点围成一个环，其中每个节点都与其相邻的 $K/2$ 个节点相连通，K 是偶数；

(2) 随机化重连：以概率 p 随机重新连接网络中的每条边，也就是将边的一端固定，另一端随机从网络中选择一个节点。

对于 WS 小世界模型，可以通过调节 p 值实现从规则网络到随机网络的过渡，即当 $p=0$ 时对应于完全规则网络，当 $p=1$ 时对应于完全随机网络，如图 5-2 所示。

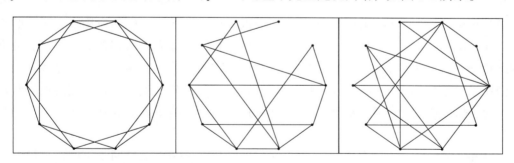

图 5-2　WS 小世界模型演化示意（$N=10$；$p=0$，0.3，1.0）

由于 WS 小世界网络模型构造算法的随机化过程可能破坏网络的连通性，Newman 和 Watts 在 1999 年提出了另一种小世界模型，又称 NW 小世界模型。该模型使用"随机化加边"操作代替了"随机化重连"。其构造算法如下所示：

(1) 规则网络：对一个含有 N 个节点的最近邻网络，将节点围成一个环，其中每个

节点都与其相邻的 $K/2$ 个节点相连通，K 是偶数；

（2）随机化加边：以概率 p 随机连接网络中的任意两点。

对于 NW 小世界模型，可以通过调节 p 值实现从最邻近网络到完全耦合网络的过渡，即当 $p=0$ 时对应于最近邻网络，当 $p=1$ 时对应于完全耦合网络，如图 5-3 所示。理论分析上，NW 小世界模型要比 WS 小世界模型简单一些。当 N 充分大而 p 充分小时，两个模型本质上是相同的。

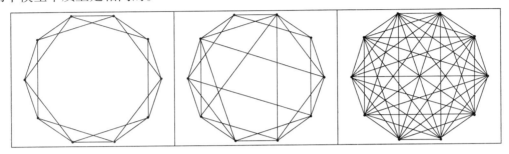

图 5-3　NW 小世界模型演化示意（$N=10$；$p=0$，0.3，1.0）

小世界网络模型反映了朋友关系网络的一种特性，即大部分人的朋友都是住在他附近的邻居或者工作的同事。而住的距离较远的，甚至身在国外的朋友，对应的是 WS 小世界模型中重新连接或者是 NW 小世界模型中加入的远程连线。关于小世界模型的更多内容详见相关文献[5]。

小世界网络可以部分反映人与人之间接触的真实状态，对传染病传播建模具有一定的研究价值。

Chung 等基于李雅普诺夫准则研究了小世界模型在结核病中的应用。为了检验通过媒介传染疾病的传播和讨论相关公共卫生政策作用，作者结合多智能体系统、社会网络和仓室模型建立了一个传染病仿真模型（SIMR 模型）。研究分析了复杂动态数学模型在结核病传播中决定其稳定性的属性，面对当前结核病疾病的情况及发展趋势建立模型，拟合参数。SIMR 模型和数值分析的结果为控制结核病疫情提供了有效的预防措施[10]。

Santos 等介绍了一类均匀的小世界网络，与传统 WS 小世界网络不同，该模型所有节点均具有相同数量的边，这使得可以在任何非均匀网络中检验纯小世界效应。作者调查了传染病暴发的门限以及人群反映特征，提出了降低传染病暴发概率的措施[11]。

5.1.3　无标度网络

ER 随机图和小世界模型存在一个共同的特点就是网络的连接度分布可近似用 Poisson 分布来表示，该分布在度平均 $<k>$ 时达到峰值，然后呈指数快速衰减。这意味

着当 $k \gg <k>$ 时，度为 k 的节点是几乎不存在的。因此，这类网络也称为均匀网络或指数网络。

近年来，复杂网络研究发现许多复杂网络的连接度分布函数服从幂律分布。由于这类网络节点的连接度没有明显的特征长度，故被称为无标度网络。这个模型最早是由 Barabasi 和 Albert 提出的，又称为 BA 模型 [3]。

作者认为之前的很多网络模型都没有考虑实际网络中存在的如下两个重要特征：①增长（growth）特性：即网络的规模是不断扩大的。②优先连接（preferential attachment）特性：即新的节点更倾向于与那些具有较高连接度的中心节点相连接。

基于上述两个重要特征，该模型的构造算法如下：①增长：从一个含有 m_0 个节点的网络开始，每次引入一个新的节点，并且连到 m 个已存在的节点上，此时 $m \leqslant m_0$。②优先连接：一个新的节点与一个已经存在的节点 i 相连接的概率 $\prod_i$ 与节点 i 的度 k_i、节点 j 的度 k_j 之间满足关系：

$$\prod_i = \frac{k_i}{\sum_j k_j}$$

BA 网络的度分布函数为 $P(k) = \frac{2m(m+1)}{k(k+1)(k+2)} \propto 2m^2 k^{-3}$，这表明 BA 网络的度分布函数可以由幂指数为 3 的幂律函数近似描述。

需要指出的是，对 BA 无标度网络模型的构造及其理论的严格性还存在一些不同的看法 [5, 12]。

Moreno 和 Vazquez 研究了传染病在无标度网络中的传播特性。通过使用 SIS 和 SIR 模型进行仿真，结果表明网络连接性不随传染病的流行门限和传染病模型的类型而改变；网络特有的拓扑结构和无小世界特性决定了传染病传播的动力学形式 [13]。

Shi 等提出了一种考虑传染性媒介的易感 - 感染 - 易感（SIS）模型，该模型描述了传染病在多种复杂网络中通过传染性媒介的传播过程。模型分别考虑了均匀网络和异质无标度网络的动态行为，证明了无标度网络没有传染病流行门限。此外，文中证明了对无标度网络进行一致免疫策略是无效的，进而对比例免疫和目标免疫策略进行分析。分析和仿真结果显示在无标度网络中进行比例免疫策略是非常有效的。仿真结果还表明节点的免疫密度不仅与个人之间传染性独立，还与人和蚊子之间的传染性独立。这表明无标度网络中传染病流行门限的缺失不仅由于底层网络无界连通的波动，还由疾病传播的路径决定 [14]。

Pei 等提出了一种基于不相关无标度复杂网络的动态疾病控制模型（QSIR 模型）。作者在易感 - 感染 - 恢复（SIR）模型的基础上引入动态隔离状态，用以控制疾病的传播。任何时刻，易感节点都可能根据连接感染节点边的概率变为隔离状态。通过理论分析，作者发现新模型在不相关无标度网络中拥有和 SIR 模型相似的传染病流行门限，但是

QSIR 模型可以显著的减少个人感染的概率。这个结果可以帮助人们更好地理解疾病在现实网络中的传播现象和设计合适的策略控制传染[15]。

5.1.4 真实网络

除了上述网络生成方式，还有一种对人与人之间接触网进行建模的方式是通过真实世界掌握的数据进行建模，比如电话通信网络、航空网络、船运网络、街道网络等。根据真实网络进行建模可以最大限度地还原现实世界的网络状况，但数据较难收集。

Balcan 等为了研究短距离通勤流和长距离航空流中对全球疾病（如流感）时空格局的交互作用，分析了全球 29 个国家的移动数据并找出一种重力模型可以提供全球最远 300 千米通勤模式的描述。此外，作者在一个全球化关联人群疾病传播模型中集成时间尺度扩散技术用以评价传染病在多尺度移动过程中的威力。平均来讲，通勤流比航空流大一个数量级，然而，全球模型中长距离传播模式只考虑了航空因素。但是，在短距离通勤流流动性提高了邻近子人群中的同步性，并且影响着基础航空设施周围的疾病传播行为。提出的方法使分层计算的方法成为可能，即不同的模型假设和粒度可以使用一致的统一多尺度框架[16]。

Aral 等提出了一种动态匹配采样估计框架，用以区别动态网络中的影响和同质性的作用，并在拥有 2740 万用户的全球即时通信网络中应用这个框架，使用按天获取的移动应用安装、用户纵向行为、人口和地理数据。作者发现以前的方法高估了 300% ~ 700% 网络中移动应用安装方面的伙伴影响，并且同质性解释了 >50% 的感知行为传播。这个方法和其发现对推动在网络中传染病传播机制的理解和在传染病、营销、发展经济学及公共卫生等领域，如何传播或对抗传播有着重要的作用[17]。

Stehlé 等使用射频识别设备估计面对面的距离，获取了一组出席某会议的人员间面对面互动的高分辨率数据。使用 SEIR 模型以及动态网络模型和混合网络模型，模拟随着这些互动不断传播的传染病，评估数据时序方面的作用。结果表明，混合网络模型的每日接触时间可以很好地近似到整体网络；若只保留网络拓扑，而用均值代替连接强度，则不能重现传染病流行的规模。这个结果清楚地表明，对于计算模型需要了解足够详细的信息，才能对真实传染病流行进行正确的研究和管理[18]。

Belik 等研究了一种考虑个体双向移动的网络模型。作者系统分析了传统疾病动力学建模方法和复杂关联人群网络拓扑结构的特征，结果显示在一般反应 - 扩散过程和传染模型的有效性上存在显著的差异。相比于扩散系统，作者的模型表明传播速度的饱和速度是一个不断增长的过程。此外，作者发现完全随机系统对疾病暴发的攻击具有特殊的门限，并会停止扩散和阻止传染病传播的进程[19]。

Volz 和 Meyers 发现网络疾病预测领域现有的数学模型大部分假设个体间的连接是固定的，至少对于疾病暴发期间。在现实中，随着个体频繁的连接或者破坏社交或性关系，人群网络的连接模式是频繁变化的。因此，作者提出了一种预测疾病在动态网络中传播的数学方法，这种网络中的个体有特有的行为（典型的是电话联系），但是他们联系对象的身份随时间改变。作者研究表明疾病的动态连接模式表现出一种在统计网络模型或者大规模行动模型中不能被捕获的方式。作者的新模型结合了上述两种模型并使用了混合的参数，从而在分隔的疾病模型中建立了桥梁。作者文中利用亚特兰大高中疾病和性关系数据，证明了提出的方法可以预测和控制性传播疾病暴发[20]。

5.2　基于复杂网络模型的传染病防控研究

传染病传播模型是理解传染病流行机理，预测流行趋势，进行防控决策的基础[21]。复杂网络模型为深入了解传染病的传播与控制提供了重要的理论工具。近年来，随着复杂网络研究的不断深入，很多传染病的方面的研究取得了突飞猛进的发展；随着传染病疫情的多样化，各方面研究的结果也更加具体、更有针对性。

本节先综述针对近些年传染病流行的相关研究，再对常见控制策略的研究成果进行总结。

5.2.1　案例研究

传染病历来都是威胁人类健康的大敌，历史上因为传染病流行给人类生存带来巨大的灾难。公元 165 年，从地中海东部征战的罗马士兵携带着天花或麻疹病毒回到了罗马帝国，引发了安东尼瘟疫。在瘟疫暴发的 15 年里，一天的死亡人数最多达 2000，罗马军队减员达 1/3 以上。使得入侵者乘虚而入，导致了罗马帝国的衰亡。鼠疫曾多次威胁欧洲。公元 541 年，从中国传播到君士坦丁堡的鼠疫发病率达到最高峰，曾在一天中就造成了一万人死亡，这场瘟疫摧毁了查士丁尼大帝的税收基础，进而阻碍了东西罗马帝国的合并。1348 ~ 1350 年，黑死病造成了人类历史上最严重的瘟疫流行，导致欧洲六成人口死亡。经历了 150 年，欧洲人口才得以恢复。在 20 世纪影响最大的是1918 年在全球暴发的西班牙流感大流行。这次流感以感染者多为身体健康的年轻人为主要特点，夺去了近一亿人的生命，占当时世界总人口的 6%，其传播范围波及全球。

虽然随着人类的发展，人类控制甚至彻底消灭了部分传染病，但传染病给人类的威胁并没有完全消除。SARS、禽流感、肝炎、艾滋病、甲型 H1N1 等新疫情不断出现，人类对它们的传播模式不断进行着研究。

1. SARS

严重急性呼吸综合征（severe acute respiratory syndromes, SARS）是一种因感染

SARS 冠状病毒引起的新的呼吸系统传染性疾病。主要通过近距离空气飞沫传播。本病具有较强的传染性，在家庭和医院都有显著的聚集感染现象。全球首发病例于 2002 年 11 月出现在广东佛山，并迅速形成流行态势。截止到 2003 年 8 月 5 日疫情得到全面控制，共有 29 个国家报告临床诊断病例 8422 例，死亡 916 例，报告病例的平均死亡率为 9.3%。Poon 等 [22] 详细介绍了 SARS 的症状、起因以及诊断方法。

Hufnagel 和 Brockmann 等提出一种可以描述传染病全球传播的概率模型，并且证明确实可以通过地理信息预测传染病的传播。这个模型结合了个体局部感染的随机性以及在世界范围网络传播的随机性，并考虑了国家和国际民用航空交通。结果表明模型仿真结果和真实情况非常相似。作者分析称，较高程度的预测准确度主要得益于网络的不均匀性。最后，作者对不同控制测量进行了分析，结果表明快速、强力的反应是抑制全球疫情传播的必要手段 [23]。

Masuda 等在 SARS 随时可能再次暴发的前提下，考虑当时的形势——有效的抗病毒药物还没有被研制出来，必须通过有效的追踪、检疫、隔离和调节公众的行为，建立最有效的反应机制。因此作者提出了一个针对 SARS 的网络模型，并且讨论了为什么会出现超级传播者，为什么 SARS 尤其在医院传播，这些都是最近疫情暴发的关键因素。作者提出为了避免超级传播者在路途中和医院内大量传播，应该让疑似病例留在家中而不是在医院就医。作者实验结果表明，SARS 在小世界网络中的传播与人类的接触有关，并且个体间的自然性质和社会组织属性比个体间社会关系的异构率更为重要。这是小世界网络和无标度网络一个重要的区别 [24]。

Meyers 等更加明确地指出了网络建模方法对传染病传播研究的重要性以及个体间接触存在高度的异构特征。传统的人群划分传染病建模方式，即假设人群充分混合，每个人拥有相同的疾病传播概率。应用这种人群划分方式对 SARS 建模用以估计基本再生数 R_0，这个参数可以很好地反映出在没有公共卫生干预时，传染病能在多大尺度流行。作者对比了 SARS 早期发展态势，并应用接触网络模型说明了对于单个 R_0，即使在条件相同的情况下，两次不同的暴发仍可能造成不同的传染病学结果。作者最后对 SARS 全球暴发的异构性进行了定量观察，说明了该方法在公共卫生策略方面的作用 [25]。作者在 2006 年进一步通过接触网络建模的方法，对社区中人与人之间非对称接触导致的疾病传染和传播进行研究。作者从渗流理论中引申出一种用于传染病有向传播预测的数学框架。不同于其他无向传播或者单向传播网络，该方法对于两个个体间疾病传播概率的设置是不同的，但均不为零。作者发现应用该有向传播网络得到的疾病流行的概率和疾病感染人群的预期是不同的。作者进一步证明了这个模型可以更准确地预测医务工作者的风险并且为医院在疾病流行期间制订更有效的策略提供依据 [26]。

Small 和 Tse 应用小世界网络模型对 SARS 在香港的传播进行了研究。模型中存在一些孤立的节点，但大多数节点和其邻近节点通过边相连，传染病的传播只会发生在这些边上。作者研究表明这个模型对疾病动力学推导和 2003 年 SARS 实际暴发的情况非常相似。通过该模型可以对比验证疾病的传染率。作者同时指出，2003 年 SARS 在香港大规模暴发主要是由于医院没有采取有效的控制措施（如医院传播）。如果所有感染者一旦被发现都快速地被隔离，疾病的暴发规模将被控制在最小 [27]。

Colizza 等指出 SARS 传播网络的复杂特性主要是由于其本质上的异构性以及疾病全球传播的不确定性导致的。大尺度的数学模型可以考虑传播矩阵的复杂性，并做出疾病暴发的详细预测。基于此，作者结合全球航空运输网络和人口普查数据，提出了一个预测全球疾病流行的随机计算框架。主要分析了大规模航空运输网络在全球疾病暴发中扮演的角色，并且在考虑疫情传播和交通流交互影响的内在随机性的情况下，评估了预测的可靠性和暴发过程 [28]。

2. 流感

流行性感冒（influenza）是由流感病毒引起的一种急性呼吸道传染病，传染性强，发病率高，容易引起暴发流行或大流行。其主要通过含有病毒的飞沫进行传播，人与人之间的接触或与被污染物品的接触也可以传播。本病暴发具有周期性，秋冬季节高发。本病具有自愈性，但婴幼儿、老年人和存在心肺基础疾病的患者容易并发肺炎等严重并发症而导致死亡。

Hsu 和 Shih 针对 H5N1 禽流感和 H1N1 流感病情，结合航空旅行对疾病快速传播的促进作用进行了分析，并将其影响包含到传染病模型中进行建模。本文主要针对人与人之间的疾病传播，应用小世界网络对流感在航空旅行活动中传播作用进行研究。这些活动包括乘客的整合、运输以及在机场和航班中的分布。然后再使用动态传输模型估计疾病在没有控制措施时的预期情况。研究结果表明一旦流感蔓延到全球 50 个大机场，传染病传播速度将大大增加。因此首先对前 50 个大机场采取控制措施，会得到很好的隔离封闭效果 [29]。

L.Glass 和 R.Glass 调查了美国的小学、初中和高中，发现人们的社会关系根据家庭、班级和社团等分成了若干小组。组的规模、主要链接的数量、组内活动时间和每个主要链接相互接触的水平是重要的特征。随机发生的以小组为单位的社会活动也被考虑为特征。学生、小组和社会活动是高度异构的。拥有较高传播流感风险的小组形式有家庭、班级、朋友和运动。随着年级的升高，家庭的作用不断减小，朋友和运动的作用增加。个人公共活动事件也很重要，但当超过平均时间以后，就失去了其价值。主要发生在学校的数量巨大的随机接触只有很低的传播风险。根据上述结果，作者得到如下结论，高中生将会是下次流感暴发的主要传播者，在流感流行期间关闭学校和让学生待在家里会减少这个年龄段潜在的传播风险，并且有效地在社区中阻止疾病的传播 [30]。

Pourbohloul 等分析了 3 个相互独立的来自墨西哥城 2009 年 3 月 15 日～4 月 25 日流感流行时期：证实感染 H1N1、非甲型流感和流感测试阴性病人的数据。根据 4 月 20 日之前 497 个疑似病例数据估计初始再生数，使用一种新的接触网络方法，合并出现症状和住院日期、接触率的变化、外在的社会学因素以及疾病报告过程中的不确定因素。使用实验室验证的感染者数据检验了系统估计的鲁棒性，并确定系统偏差。仿真结果表明，药物的使用可以明显地限制病毒的传播 [31]。

Salathe 等对近距离接触时的飞沫传播进行了研究。飞沫传播是传染病最重要的传播途径，但是人们对它的了解非常有限。作者在美国一所高中获取了一天之内人群近距离接触的高分辨率数据，这使得重建传染病传播的社交网络成为可能。根据 94% 的覆盖范围，作者获得了 788 名个体间小于 3 米的 762 868 次近距离接触。根据数据组成了一个高密度的典型小世界网络，并且交互时间是相对均匀地分布。计算机模拟的结果显示，这个加权接触网络可以很好地模拟出近期流感样疾病的传播过程。分析还表明，针对网络数据有针对性的免疫策略比随机免疫更为有效 [32]。

Christakis 和 Fowler 指出社交网络的中心节点往往比外围节点能更快地监测到疾病的暴发，但是在网络中确定出中心节点通常是很困难的。因此，作者提出了一个不需要确定全球网络结构，简单地监视随机选择的相对中间的个体及其朋友的方法。为了评价这种朋友关系是否可以更早地探测传染病的暴发，作者以 2009 年哈佛大学的流感暴发作为研究案例。作者追踪 744 名同学，这些同学是随机挑选的个体和其朋友组的交集。根据临床诊断，在朋友组中传染病发生的时间比随机选择的组提前了 13.9 天。传染病在朋友组间流行提前了 16 天，比整体每日发病量的峰值提前了整整 46 天。这个传感器模型为应对传染病在小或大的人群中暴发提供了充足的时间 [33]。

Kenah 等指出全球流感的动力学传播是随着不同模型季节性的发生在世界不同地区。作者已经提供了一种开源的统计数学模型用以对全球主要的 321 个城市进行建模。流感是通过航班上的乘客在城市间进行传播的，而且随着流感季节的到来这种传播会更加普遍。文中作者使用该模型解释了 2009 年全球甲型 H1N1 流感的传播模式，并且解释了未来可能出现的流感发源地、暴发时间和基本再生数 R_0。作者还针对各种流行场景调查了疫苗全球分布的作用。对于 2009 年 H1N1 流感，影响最大的疫苗接种发生在北温带。由于传染病流行在 4 或 5 月份开始于北温带，疫苗接种对南温带和热带地区几乎没有效果。该开源模型可以帮助公共卫生官员针对下次流感流行提前做好规划 [34]。

3. 其他传染病

近年来，还有许多传染病的流行值得人们关注，如天花、霍乱、艾滋病和肝炎等。

它们的传播有传染病传播的通用模式，也有其自身的特点，下面介绍几篇相关研究。

Riley 等的研究表明对于天花最好的模型是基于个人静态连接网络的一步步推导，虽然这种统一的接触不切合实际并且会导致网络连接度增加，但当数据及模型设定合适时，仍能很好地反映出疾病的传播模式。作者提出了一种基于马尔科夫链蒙特卡洛方法的算法，用以生成符合人口接触及通勤数据的社会接触网络。实验结果表明病例隔离和对密切接触者接种疫苗可以有效地阻止传染病的快速传播，除非资源或其他限制抑制了政策的有效性。作者还表明，根据地域接种疫苗的收益并不会超过对低风险人群注射免疫的负面效果 [35, 36]。

Bertuzzo 等概括了近期提出的基于霍乱疫情的模型，这些模型考虑在不同拓扑结构的空间网络中，局部社区中易感者和感染者的关系。病毒在易感社区中通过网络连接传播。使用扩散逼近的方法，作者分析推导出具有均匀人口密度网络中传染病的传播速度。作者在复杂的 Peano 网络和最优渠道网络结构中使用数值方法获得了更慢的疾病传播速度。均匀分布的人口规模极限情况下的分析证明该方法有助于建立空间直观模型的整体状况 [37]。

Smith 等以旧金山的情况为例，阐述了基于复杂网络理论对艾滋病耐药菌株的演化动态研究。作者根据对抗逆转录病毒（ARV）药物抗药性的进化和传播动态设计了一个生物复杂多菌种网络模型，并通过这个模型追踪 ARV 药物抗药性在旧金山的进化历史，预测它未来的动态趋势。该模型使用分类和回归树的方法，作者还定义了增加 ARV 抗药性的关键的免疫学、病毒学和治疗因素。模型显示在旧金山 60% 现存的 ARV 抗药性菌株可以导致持续的流行，因为平均而言个人独立感染其中一种菌株的可能大于一种耐药感染的可能。ARV 耐药性菌株可能对全球公共卫生产生潜在的威胁 [38]。

Zarrabi 等介绍了一个新颖的对艾滋病的研究方法。首先，基于 HIV 感染者社交及治疗信息，使用过滤衰减模型建立网络。然后结合基因组网络信息，推断出一个假想的疾病传播网络。作者应用这个方法对意大利中部地区的 HIV-1 患者建模，发现网络中长期未进行治疗的拥有高度连通性的患者。作者还发现男性同性恋（MSM）和异性恋人群的网络结构是不一样的。通过这个网络可以发现长期未进行治疗的患者和高度连通性的个体具有极高的关联性。这个发现揭示了早期治疗的重要性和宽泛人口扫描的潜在价值，以及管理早期诊断和提前使用药物可以防止病毒传播和扩散。文中提出的重建 HIV-1 传播网络的方法可以在疾病控制干预策略设计中产生重要作用 [39]。

5.2.2　传染病控制策略的复杂网络模型

传染病的防控主要为免疫注射、行动限制及接触追踪等措施，但由于资源及时效性等方面的影响，往往不能对全部人群进行免疫，更不可能限制所有人的行动。因此，如何及时有效地确定免疫接种的人群和实施隔离的范围变得尤为重要。

网络建模为仿真、模拟和评价各种措施的优劣提供了有效的工具，取得了很多研究成果。

1. 免疫接种

免疫接种为最直接的方式，但由于疫苗研发需要时间，对于很多突发传染病疫情并没有有效的疫苗。另外，由于资源的限制，很多情况下不能进行全民接种，因此接种策略也是很重要的问题。Zhou 等提出了一个在传染性固定的网络中使用 SI 模型建模的方法，在这个网络中的每个时间步内，每个节点只能和固定数量的邻节点接触。作者在无标度网络中应用该模型，发现随着时间的增加，受感染人数呈指数增长。此外，通过多次实验，作者证明，目标免疫接种对于该模型的效果并不好[40]。

Fu 等在无标度网络中使用易感 - 感染 - 易感（SIS）模型检验了不同传染病的流行门限。节点间的传播概率使用分段线性函数，正是由于这种分线性特征，作者推出了有意义的流行阈值条件。基于这些阈值条件，作者对比了环免疫接种（ring vaccination）和目标免疫接种的效果，发现两种免疫接种方式都较比例免疫效果更好[41]。

Xu 和 Sui 使用基于智能体（agent）的方式研究了传染病在小世界网络中传播的过程。通过对比模拟结果揭示了小世界网络中疾病传播和不同干预措施的有效性，干预措施包括大规模疫苗接种、熟人疫苗接种、目标疫苗接种和接触者追踪。在小世界网络中，传染病会在很短的时间内暴发，而应用上述四种策略，只有目标免疫接种对传染病的暴发起到了有效的抑制效果。这个结果和发生在波兰大规模接触网络中 SARS 的传播结果一致[42]。

Meng 等提出了一种考虑传染性媒介的易感 - 感染 - 易感（SIS）修正模型，和传统 SIS 模型传播只发生在两个人相互接触不同，通过人和媒介之间的传播也被作者考虑进来。作者证明了传播媒介的重要作用，并且该模型证实了个体间传播更趋向于一个固定密度这种现实情况。一致免疫策略在新提出的这种模型能够更好地应用。最后，文中作者严格证明了修正 SIS 模型的全球稳定性，即当传染率高于传染病流行门限时，模型显示随着传染病扩散，患病比率逐渐达到稳态[43]。

2. 隔离控制

隔离控制是对感染病例、疑似病例及其潜在接触者采取的必要的行动限制措施。但由于条件限制，对于社区、学校等存在隔离强度（如社区隔离、家庭隔离、宿舍楼隔离、宿舍隔离等）的选择问题。不合适的策略不仅不会对传染病的防控产生积极作用，相反还可能会增大密切接触者的患病风险。Colizza 和 Vespignani 根据交通的异构属性和城市交通的交流模式，结合复合群体模型异构的连通性和流动模式，深入分析了传染病的行为。作者推导出基本的反应——扩散方程用以描述复合群体模型系统。作者提出了计算入侵阈值的明确解析表达式。这个阈值是诸多因素的函数，因素包括基本再生数、传染期和移动过程，并且它随着网络异构性的增加而减少。作者对广泛的复合群体模型进行了大量蒙特卡洛模拟，实验结果对了解大规模交通网络中疾病的传播和限制出行等措施的效果方面有很重要的意义[44]。

Germann 等指出近期出现的甲型 H5N1 高致病性禽流感病毒很可能引起一场类似 1917~1918 年发生在西班牙的世纪流感暴发。文中作者介绍和使用了一种大规模随机仿真模型来调查传染病毒株在 2.81 亿美国人之间的传播 R_0（基本再生数），其值为 1.6~2.4。随着疫情的扩散，作者对病毒在时间和空间上造成的各种水平的影响以及抗病毒药物、疫苗和改良的社会流动性进行建模。仿真结果表明对于一个高移动性的人群，限制出行只会对疫情扩散的时间产生影响，而不会减少患者人数。此外，对于 $R_0<1.9$ 的传染病，该模型表明快速生产和接种疫苗，即使不能很准确地确定毒株，都可以显著地减缓传染病的传播，并且减少患病的人数[45]。

Zanette 和 Risau-Gusman 基于 agent 方法使用 SIS 传染病模型对传染病在动态网络中的传播进行了研究。网络中的易感代理和感染者代理之间的边有一定概率被删除，网络中任意两个代理间的边也按概率重连。因此该动态网络是随着传染病暴发程度动态变化的。文中作者的研究表明，一个比较温和的重连频率就足以完全抑制传染的发生，也就是说，对患者的短期隔离就可以消除传染病的流行状态[46]。

Yoo 和 Kahng 同样研究了动态网络中传染病传播的问题，尤其是保护重连过程中每个节点的度分布，以及通过自适应重连将感染者和易感者分开，实现对感染者的隔离。他们发现即使在自适应网络中传染病流行门限不变，达到流行门限的时间会被推迟，患病率也会降低。此外，他们还对边重连的适当性和自适应性进行了讨论[47]。

3. 接触追踪

接触追踪是战胜传染病的关键。它是局部目标控制的一种极端形式，因此在应对较少病例时有很大的潜力。也正是由于这个原因，它被频繁地用在性传播疾病和新型传染病控制中。Eames 和 Keeling 指出接触追踪的准确建模要求传染病在每个人之间传播路径的确切信息。因此，使用成对逼近模型和完全随机仿真对所建模型进行评价。文中作者还在根除传染病的前提下，讨论了接触追踪效率和基本再生数之间的关系。这个方法同样适用于包含核心团体、超级传播者和无症状个体的多种实际异构网络[48]。

Eames 认为接触追踪是一个行之有效的传染病控制措施。他介绍了单步和迭代两种接触者追踪数学模型，并且分析了上述模型追踪核心团体的效果和在时间尺度干预的敏感性[49]。此外，该作者还研究了权重网络中接触追踪的效果，即每个人之间的传染强度和交互作用不同。通过使用权重网络可以很好地反映出个体对传染病传播的影响和风险，并且准确地估计和找出风险较大的目标人群[50]。

Kiss 等指出个体或团体之间接触追踪的效力在对底层接触结构不充分了解的情况下是很难评估的。该作者基于 2001 年在英国发生的口蹄疫疫情的数据，使用随机模拟和传染病传播的确定性"关闭时刻"模型对传染病在网络中的传播进行建模。结果表明，对于具有高节点平均连接度、小规模聚类和短潜伏期的随机网络，接触追踪通常是无效的。在这种情况下，对患病节点的隔离是决定传染病流行规模和持续时间的主要因素[51]。随后，该作者比较了在拥有 N 个节点、K 个平均连接的随机网络和无标度网络中接触追踪的效果和追踪节点的层次。发现对于随机网络而言，无标度网络由于高连通节点的初始传播速度非常快，需要更多的努力才能控制住传染病流行[52]。进一步研究表明，网络的同构性或异构性对传染病动力学和接触追踪的效果有很大影响。同构性越大的网络，传染病的传染性越低、初始增长速度越快、持续时间越短。接触追踪对规模较大但追踪率低的同构网络和高接触率的异构网络表现良好[53]。

House 和 Keeling 为了考虑交互（尤其是聚类）接触的作用，对存在的成对网络模型进行了改进，并且证明了在其他条件不变的情况下，聚类提高了在大区域中接触追踪的效果。此外，作者应用统计仿真方法在简单的重连网络中进行了对比，提出了基于网络防控传染病的策略生成方法[54]。

5.3 小结

本章主要从复杂网络理论基础及传染病在复杂网络中的传播与控制方面综述了近期的研究成果。复杂网络理论的核心是小世界网络和无标度网络，应用这些网络对传染病建模取得了很好的成果。随机网络以其简单性广泛应用于大规模网络建模，还有一些研究人员根据获得的人与人间的接触关系，建立具体的真实网络模型对传染病的暴发进行研究，均取得了不错的效果。

参 考 文 献

[1] Erdös P, Rényi A. On random graph. Publicationes Mathematica, 1959, 6: 290-297.
[2] Watts DJ, Strogatz SH. Collective dynamics of 'small-world' networks. Nature, 1998, 393(6684): 440-442.
[3] Barabasi AL, Albert R. Emergence of scaling in random networks. Science, 1999, 286(5439): 509-512.
[4] Erdös P, Rényi A. On the evolution of random graphs. Publ Math Inst Hung Acad Sci, 1960, 5: 17-60.

[5] 汪小帆,李翔,陈关荣.复杂网络理论及其应用.北京:清华大学出版社,2006.

[6] Bollobás B. Random Graphs. 2nd ed. New York: Academic Press, 2001.

[7] Trapman P. On analytical approaches to epidemics on networks. Theoretical Population Biology, 2007, 71(2): 160-173.

[8] Volz EM, Miller JC, Galvani A, et al. Effects of heterogeneous and clustered contact patterns on infectious disease dynamics. PLoS computational biology, 2011, 7(6): e1002042.

[9] Ball F, Sirl D, Trapman P. Analysis of a stochastic SIR epidemic on a random network incorporating household structure. Mathematical Biosciences, 2010, 224(2): 53-73.

[10] Chung HY, Chung CY, Ou SC. Analysis of a bio-dynamic model via Lyapunov principle and small-world network for tuberculosis. IET systems biology, 2012, 6(5): 196-206.

[11] Santos FC, Rodrigues JF, Pacheco JM. Epidemic spreading and cooperation dynamics on homogeneous small-world networks. Physical Review E, 2005, 72(5): 196-206.

[12] Bollobas B, Riordan OM. Mathematical results on scale-free random graphs//Bornholdt S, Schuster HG. Handbook of Graphs and Networks: from the Genome to the Internet. New York: John Whley & Sons, Inc, 2003, 1-34.

[13] Moreno Y, Vazquez A. Disease spreading in structured scale-free networks. European Physical Journal B, 2003, 31(2): 265-271.

[14] Shi H, Duan Z, Chen G. An SIS model with infective medium on complex networks. Physica a-Statistical Mechanics and Its Applications, 2008, 387(8-9): 2133-2144.

[15] Pei WD, Chen ZQ, Yuan ZZ. A dynamic epidemic control model on uncorrelated complex networks. Chinese Physics B, 2008, 17(2): 373-379.

[16] Balcan D, ColizzaV, Goncalvas B, et al. Multiscale mobility networks and the spatial spreading of infectious diseases. Proceedings of the National Academy of Sciences of the United States of America, 2009, 106(51): 21484-21489.

[17] Aral S, Muchnik L, Sundararajan A. Distinguishing influence-based contagion from homophily-driven diffusion in dynamic networks. Proceedings of the National Academy of Sciences of the United States of America, 2009, 106(51): 21544-21549.

[18] Stehle J, Voirin N, Barrat A, et al. Simulation of an SEIR infectious disease model on the dynamic contact network of conference attendees. Bmc Medicine, 2011, 9(1): 87.

[19] Belik V, Geisel T, Brockmann D. Natural human mobility patterns and spatial spread of infectious diseases. Physical Review X, 2011, 1(1): 011001 (5)-011001.

[20] Volz E, Meyers LA. Susceptible-infected-recovered epidemics in dynamic contact networks. Proceedings of the Royal Society B-Biological Sciences, 2007, 274(1628): 2925-2933.

[21] 张发,李璐,宣慧玉.传染病传播模型综述.系统工程理论与实践,2011, 9: 1736-1745.

[22] Poon LLM, Guan Y, Nicholls JM, et al. The aetiology, origins, and diagnosis of severe acute respiratory syndrome. Lancet Infectious Diseases, 2004, 4(11): 663-671.

[23] Hufnagel L, Brockmann D, Geisel T. Forecast and control of epidemics in a globalized world. Proceedings of the National Academy of Sciences of the United States of America, 2004, 101(42): 15124-15129.

[24] Masuda N, Konno N, Aihara K. Transmission of severe acute respiratory syndrome in dynamical small-world networks. Physical Review E, 2004, 69(3):031917.

[25] Meyers LA, Pourbohloul B, Newman ME et al. Network theory and SARS: predicting outbreak diversity. Journal of Theoretical Biology, 2005, 232(1): 71-81.

[26] Meyers LA, Newman MEJ, Pourbohloul B. Predicting epidemics on directed contact networks. Journal of Theoretical Biology, 2006, 240(3): 400-418.

[27] Small M, Tse CK. Small world and scale free model of transmission of SARS. International Journal of Bifurcation and Chaos, 2005, 15(5): 1745-1755.

[28] Colizza V, Barrat A, Barthélemy M,et al. The role of the airline transportation network in the prediction and predictability of global epidemics. Proceedings of the National Academy of Sciences of the United States of America, 2006, 103(7): 2015-2020.

[29] Hsu CI, Shih HH. Transmission and control of an emerging influenza pandemic in a small-world airline network. Accident Analysis and Prevention, 2010, 42(1): 93-100.

[30] Glass LM, Glass RJ. Social contact networks for the spread of pandemic influenza in children and teenagers. Bmc Public Health, 2008: 8.

[31] Pourbohloul B, Ahued A, Davaldi B, et al. Initial human transmission dynamics of the pandemic (H1N1) 2009 virus in North America. Influenza and Other Respiratory Viruses, 2009, 3(5): 215-222.

[32] Salathe M, Kazandjieva M, Lee JW, et al. A high-resolution human contact network for infectious disease transmission. Proceedings of the National Academy of Sciences of the United States of America, 2010, 107(51): 22020-22025.

[33] Christakis NA, Fowler JH. Social network sensors for early detection of contagious outbreaks. Plos One, 2010, 5(9):e12948.

[34] Kenah E, Chao DL, Matrajt L, et al. The global transmission and control of influenza. Plos One, 2011, 6(5):e19515.

[35] Riley S. Large-scale spatial-transmission models of infectious disease. Science, 2007, 316(5829): 1298-1301.

[36] Riley S, Ferguson NM. Smallpox transmission and control: Spatial dynamics in Great Britain. Proceedings of the National Academy of Sciences of the United States of America, 2006, 103(33): 12637-12642.

[37] Bertuzzo E, Casagrandi R, Gatto M, et al. On spatially explicit models of cholera epidemics. Journal of the Royal Society Interface, 2010, 7(43): 321-333.

[38] Smith RJ, Prosperi M, Belleman RG, et al. Evolutionary Dynamics of Complex Networks of HIV Drug-Resistant Strains: The Case of San Francisco. Science, 2010, 327(5966): 697-701.

[39] Zarrabi N, Prosperi M, Belleman RG, et al. Combining epidemiological and genetic networks signifies the importance of early treatment in HIV-1 transmission. Plos One, 2012, 7(9): e46156.

[40] Zhou T, Liu JG, Bai WJ, et al. Behaviors of susceptible-infected epidemics on scale-free networks with identical infectivity. Physical Review E, 2006, 74(5): 056109.

[41] Fu XC, Small M, Walker DM, et al. Epidemic dynamics on scale-free networks with piecewise linear infectivity and immunization. Physical Review E, 2008, 77(3): 036113.

[42] Xu ZW, Sui DZ. Effect of small-world networks on epidemic propagation and intervention. Geographical Analysis, 2009, 41(3): 263-282.

[43] Meng Y, Guanrong C, Xinchu F. A modified SIS model with an infective medium on complex networks and its global stability. Physica A, 2011, 390(12): 2408-2413.

[44] Colizza V, Vespignani A. Epidemic modeling in metapopulation systems with heterogeneous coupling pattern: Theory and simulations. Journal of Theoretical Biology, 2008, 251(3): 450-467.

[45] Germann TC, Kadau K, Longini IM Jr, et al. Mitigation strategies for pandemic influenza in the United States. Proceedings of the National Academy of Sciences of the United States of America, 2006, 103(15): 5935-5940.

[46] Zanette D, Risau-Gusman S. Infection spreading in a population with evolving contacts. Journal of Biological Physics, 2008, 34(1-2): 135-148.

[47] Yoo J, Lee JS, Kahng B. Disease spreading on fitness-rewired complex networks. Physica a-Statistical Mechanics and Its Applications, 2011, 390(23-24): 4571-4576.

[48] Eames KTD, Keeling MJ. Contact tracing and disease control. Proceedings of the Royal Society B-Biological Sciences, 2003, 270(1533): 2565-2571.

[49] Eames KTD. Contact tracing strategies in heterogeneous populations. Epidemiology and Infection, 2007, 135(3): 443-454.

[50] Eames KTD, Read JM, Edmunds WJ. Epidemic prediction and control in weighted networks. Epidemics, 2009, 1(1): 70-76.

[51] Kiss IZ, Green DM, Kao RR. Disease contact tracing in random and clustered networks. Proceedings of the Royal Society B-Biological Sciences, 2005, 272(1570): 1407-1414.

[52] Kiss IZ, Green DM, Kao RR. Infectious disease control using contact tracing in random and scale-free networks. Journal of the Royal Society Interface, 2006, 3(6): 55-62.

[53] Kiss IZ, Green DM, Kao RR. The effect of network mixing patterns on epidemic dynamics and the efficacy of disease contact tracing. Journal of the Royal Society Interface, 2008, 5(24): 791-799.

[54] House, T, Keeling MJ. The impact of contact tracing in clustered populations. Plos Computational Biology, 2010, 6(3):e1000721.

第 6 章　传统传染病监测预警技术

　　灵敏、高效的传染病监测预警体系是控制传染病蔓延的关键，是降低疾病危害的基础。特别是近年来发展起来的症状监测系统，它能够以近乎实时的速度感知重大的传染病暴发和潜在的生物恐怖袭击，本章将系统讨论国内外症状监测系统的研究进展和实施前景，将列举国内外目前比较先进成熟的症状监测系统，并对其成熟的传染病暴发探测算法进行简要阐述并指出其优缺点，为国内症状监测系统的实施及公共卫生决策者和从业者提供帮助。

　　在国外，传统的传染病监测已实行了几十年，传统的监测方法主要依赖于实验室诊断，不仅耗时、费力，而且信息也极不完整，在国内，传染病监测体系经历了三个阶段：第一个阶段以纸质统计报表的形式由县区、地市、省、国家逐级报告；第二个阶段是以电子统计报表的形式由县区、地市、省、国家逐级报告；第三个阶段是 2004 年起，建立了基于网络的、实时的、个案直报系统，由地方直接至中央[1-4]，到 2010 年，县级以上医疗卫生机构传染病网络直报覆盖率达 100%，乡镇医疗卫生机构网络直报覆盖率达到 80% 以上。虽然网络直报使传染病病例的上报速度得到了大幅提高，但是其预警能力较差，直到 2006 年直报系统才具备初步的预警能力[5]，其预警的算法主要是基于时间系列的控制图法和基于空间热点探测的时空模型，预警的精度较低。而在美国，目前有近 100 多个监测网站在美国各地使用，其中比较出名的有 Biosense、RODS、BioPortal、ESSENCE II、DOHMH、EARS、ARGUS 和 HealthMap 等[6-12]，虽然这些系统架构、信息处理和管理技术有所不同，但无一例外地运用了大量的分析模型与疫情暴发的预测、预警技术，这些监测系统能以近乎实时的速度感知重大传染病暴发与潜在的生物恐怖袭击。因此，本章通过介绍国内外症状监测的最新研究进展及具体实施情况，并结合具体案例讨论，为公共卫生决策者和相关从业人员提供帮助。

6.1　传染病监测预警探测算法

　　目前传染病暴发探测算法大致分为三类：时间分析、空间分析和时空分析。下面对这三类探测方法分别进行详细分析。

6.1.1　时间分析

本部分将详细讨论具有代表性的时间异常检测方法。时序异常探测用于监控公共卫生事件或案例，把它们当作一个数据点的序列，而这个序列是在均匀分布的连续时间点中专门测量得到的。时序异常探测方法试图找出异常的模式，并分离来自自然变异所造成的暴发引起的变化，这种方法可以通过研究事件的频率或不良事件发生强度的变化进行预测。

1. 统计过程控制

统计过程控制（SPC）是一种借助数理统计方法的过程控制工具。它对生产过程进行分析评价，根据反馈信息及时发现系统性因素出现的征兆，并采取措施消除其影响，使过程维持在仅受随机性因素影响的受控状态，以达到控制质量的目的。它认为，当过程仅受随机因素影响时，过程处于统计控制状态（简称受控状态）；当过程中存在系统因素的影响时，过程处于统计失控状态（简称失控状态）。由于过程波动具有统计规律性，当过程受控时，过程特性一般服从稳定的随机分布；而失控时，过程分布将发生改变。SPC 正是利用过程波动的统计规律性对过程进行分析控制，因此这些方法很容易应用于传染病异常探测。

实施 SPC 的过程一般分为两大步骤：第一步用 SPC 工具对过程进行分析，如绘制分析用控制图等；根据分析结果采取必要措施：可能需要消除过程中的系统性因素，也可能需要管理层的介入来减小过程的随机波动以满足过程能力的需求。第二步则是用控制图对过程进行监控。控制图是 SPC 中最重要的工具。目前在实际中大量运用的是基于 Shewhart 原理的传统控制图，但控制图不仅限于此。近年来又逐步发展了一些先进的控制工具，如对小波动进行监控的 EWMA 和 CUSUM 控制图，对小批量多品种生产过程进行控制的比例控制图和目标控制图；对多重质量特性进行控制的控制图。本节主要讨论累积和（CUSUM）方法和指数加权移动平均（EWMA）方法，它们已广泛地应用于暴发监测。

CUSUM 方法是一种先进的统计方法，它利用当前的和最近的过程数据来检验过程均值中不大的变化或变异性，CUSUM 代表偏离目标值的变差的"累积和"，它把当前和最近的数据看得同等重要。实际应用中，累积和法有 V 型模板准则也称（d，θ）准则[13, 14]和（k，h）准则两种。两者存在紧密的联系，可互相推导，其监测的效率是一致的，但（k，h）准则较易理解，因此，本章仅介绍（k，h）准则。累计和法的（k，h）准则是使用控制界限对过程进行判断的。基本思想是,将各观察值 X 减去一个参考值 k（$k>0$），然后将其逐次累加得累计和 S，又定义一控制距 h，如：

$0< S_m< h$，认为出生缺陷的发生无异常变化，继续监测并进行累计和的计算；

$S_m \leqslant 0$，认为出生缺陷的发生无异常变化，将累计和置为 0，重新累加；

$S_m \geqslant h$，认为出生缺陷发生有异常增加，即报警。

由此可见，只要确定了 k 和 h，即可确定监测系统。

因在很多的监测中，常常只重视监测异常增加，故从本质而言，可视为一种单侧序贯检验。故可用 wald 的序贯概率比理论来阐明其原理。wald 的序贯概率比理论详见文献[13]，这样知道其分布，便可以求出 k、h 的值[13]。

指数加权移动平均（EWMA）是监控制程的统计量，此统计量求取移动平均，并对越久的历史资料给予越低的权重。对于我们所熟悉的管制图（shewhart chart control），其管制界限要定期更新，也就是说管制界限是根据最近的资料，用平均值加减 3 个标准差作为管制界限，而我们在此介绍的 EWMA 管制图则不舍去过去的资料，但用较低的权重来计算管制界限。

在时间 t，根据实际的观测值可以求取 EWMA_t 如下：

$$\text{EWMA}_t = \lambda Y_t + (1-\lambda)\text{EWMA}_{t-1} \qquad t = 1, 2, \cdots, n$$

式中，EWMA_0 是历史资料（target）；Y_t 是 t 时间的观测值，Y_{t-1} 是 $t-1$ 时间的观测值；n 是观测的数量；λ 值介于 0 和 1 之间，表示 EWMA 对于历史观测值的权重系统，其值越接近 1 表示对过去量测值的权重越低，我们所熟悉的管制图（shewhart chart control）其实是 λ 值等于 1 的特例。

EWMA 的方差可以用下式求得：

$$s^2 = (\lambda/(2-\lambda))\sigma^2$$

EWMA 的管制界限计算：

$$\text{UCL} = \text{EWMA}_0 + k \times s$$

$$\text{LCL} = \text{EWMA}_0 - k \times s \text{（k 值可以是 3 或其他值）}$$

由于其简易性，基于 SPC 方法被广泛用于监测，它们的性能在许多实际的设置中已经过测试。BioSense、EARS 和 ESSENCE II 症候群监测系统实现了 CUSUM 方法或 EWMA 方法或这两种方法都已实现，并报告了它们对流感样病例和其他疾病的早期异常检测能力[10]。

2. Serfling 统计

当一种流行病不具有客观的疫情流行阈值时，Serfling 方法使用循环回归来模拟肺炎和流感病人导致死亡的病人数的常态模式，使用它需要明确疾病的定义，确定易感病人的一个常态模式的数据选择以及假设常态模式是周期性的。

Serfling 统计最初由 Serfling 在 1963 年为每周统计分析 108 个美国城市的肺炎及流感死亡数而提出的，Serfling 方法使用循环回归为每日统计建立一个基于已排除了流行

周的历史数据的期望阈值来解释季节变异，它需要疾病的一个明确的定义，同时假设常态模式是周期性的，这种方法的理论形式表述为

$$y(t)=c_1+c_2t+c_3\sin\left(2\pi\frac{t}{52}\right)+c_4\cos\left(2\pi\frac{t}{52}\right)$$

Serfling 方法被认为是将传统的建模应用于许多传染病监测实践，如法国流感样症候群数据监测。RODS 系统使用 Serfling 方法模拟医院流感门诊数 [7]。

3. 基于自回归模型的异常检测

ARIMA 模型全称为差分自回归移动平均模型（autoregressive integrated moving average model，ARIMA），是由博克思（Box）和詹金斯（Jenkins）于 20 世纪 70 年代初提出的一著名时间序列预测方法，所以又称为 Box-Jenkins 模型或博克思 - 詹金斯法。其中 ARIMA（p，d，q）称为差分自回归移动平均模型，AR 是自回归，p 为自回归项，MA 为移动平均，q 为移动平均项数，d 为时间序列成为平稳时所做的差分次数。或者说，所谓 ARIMA 模型，是指将非平稳时间序列转化为平稳时间序列，然后将因变量仅对它的滞后值以及随机误差项的现值和滞后值进行回归所建立的模型。ARIMA 模型根据原序列是否平稳以及回归中所含部分的不同，包括移动平均过程（MA）、自回归过程（AR）、自回归移动平均过程（ARMA）以及 ARIMA 过程。

ARIMA 模型的基本思想：将预测对象随时间推移而形成的数据序列视为一个随机序列，用一定的数学模型来近似描述这个序列。这个模型一旦被识别后就可以从时间序列的过去值及现在值来预测未来值。ARIMA 模型预测的基本程序：

（1）根据时间序列的散点图、自相关函数和偏自相关函数图以 ADF 单位根检验其方差、趋势及其季节性变化规律，对序列的平稳性进行识别。

（2）对非平稳序列进行平稳化处理。如果数据序列是非平稳的，并存在一定的增长或下降趋势，则需要对数据进行差分处理，如果数据存在异方差，则需对数据进行技术处理，直到处理后的数据的自相关函数值和偏相关函数值无显著地异于零。

（3）根据时间序列模型的识别规则，建立相应的模型。若平稳序列的偏相关函数是截尾的，而自相关函数是拖尾的，可断定序列适合 AR 模型；若平稳序列的偏相关函数是拖尾的，而自相关函数是截尾的，则可断定序列适合 MA 模型；若平稳序列的偏相关函数和自相关函数均是拖尾的，则序列适合 ARMA 模型。

（4）进行参数估计，检验是否具有统计意义。

（5）进行假设检验，诊断残差序列是否为白噪声。

（6）利用已通过检验的模型进行预测分析。

ARIMA 模型已应用到肺炎和流感死亡的暴发监测中。在波士顿儿童医院和哈

佛大学医学院的自动化流行病时空整合监测（Automated Epidemiologic Geotemporal Integrated Surveillance，AEGIS）项目中，将 ARIMA 模型与循环回归模型结合具有良好的预测能力，这些模型有许多共同的统计软件包可以使用（例如，SAS 的时间序列预测模块），其中一个 ARIMA 模型的缺点是当有新的数据时，没有系统的方法来更新模型参数。

4. 隐马尔可夫模型

基于 SPC 的模型和循环回归方法需要使用非流行阶段的数据来模拟基线分布，在没有数据预处理时非流行期的数据并不总是可用的，这使它成为自动监测的障碍，因此，科学家建议用隐马尔可夫模型（HMM）将流感指标的时间序列划分成流行阶段和非流行阶段。隐马尔可夫模型主要成功用于时间模式识别，如语音、手写识别以及生物信息学。基于隐马尔可夫模型的基本思想是在一个隐马尔可夫过程确定每一个观察数据点的条件分布的状态下，增加另一个随机信号生成过程层。

隐马尔可夫模型是马尔可夫链的一种，它的状态不能直接观察到，但能通过观测向量序列观察到，每个观测向量都是通过某些概率密度分布表现为各种状态，每一个观测向量是由一个具有相应概率密度分布的状态序列产生。所以，隐马尔可夫模型是一个双重随机过程——具有一定状态数的隐马尔可夫链和显示随机函数集。自 20 世纪 80 年代以来，HMM 被应用于语音识别，取得重大成功。到了 90 年代，HMM 还被引入计算机文字识别和移动通信核心技术 "多用户的检测"。近年来，HMM 在生物信息科学、故障诊断等领域也开始得到应用。

隐马尔可夫模型（HMM）可以用 5 个元素来描述，包括 2 个状态集合和 3 个概率矩阵。

（1）隐含状态（S）：这些状态之间满足马尔可夫性质，是马尔可夫模型中实际所隐含的状态。这些状态通常无法通过直接观测而得到（例如 S_1、S_2、S_3 等）。

（2）可观测状态（O）：在模型中与隐含状态相关联，可通过直接观测而得到（例如 O_1、O_2、O_3 等，可观测状态的数目不一定要和隐含状态的数目一致）。

（3）初始状态概率矩阵（π）：表示隐含状态在初始时刻 $t=1$ 的概率矩阵（例如 $t=1$ 时，$P(S_1)=p_1$、$P(S_2)=p_2$、$P(S_3)=p_3$，则初始状态概率矩阵 $\pi=[p_1\ p_2\ p_3]$）。

（4）隐含状态转移概率矩阵（A）：描述了 HMM 模型中各个状态之间的转移概率。其中 $A_{ij}=P(S_j|S_i),1 \leqslant i,j \leqslant N$，表示在 t 时刻、状态为 S_i 的条件下，在 $t+1$ 时刻状态是 S_j 的概率。

（5）观测状态转移概率矩阵（B）（英文名为 confusion matrix，直译为混淆矩阵不太易于从字面理解）：令 N 代表隐含状态数目，M 代表可观测状态数目，则：

$B_{ij} = P (O_i | S_j), 1 \leqslant i \leqslant M, 1 \leqslant j \leqslant N$，表示在 t 时刻、隐含状态是 S_j 条件下，观察状态为 O_i 的概率。

通常，可以用 $\lambda = (A, B, \pi)$ 三元组来简洁的表示一个隐马尔可夫模型。隐马尔可夫模型实际上是标准马尔可夫模型的扩展，添加了可观测状态集合和这些状态与隐含状态之间的概率关系。

HMM 的状态转换序列使用统计方法计算监测数据最可能的趋势来重构，基于 HMM 的模型有足够的灵活性，可以很容易地根据趋势、季节性、协变量（例如性别和年龄）以及不同的分布（正态、泊松、高斯、伽马分布等）自动调整。基于 HMM 模型已应用于大量的监测数据的时间序列分析的研究中。例如，在法国，Le Strat 和 Carrat 将一个单变量的 HMM 应用于 ILI 时间序列，传染病监测中 HMM 的更多的技术细节在相关文献中可以找到，作者还进一步讨论了适当数量的隐藏状态，上述单变量 HMM 的多元扩展，以及具有随机观测时间的 HMM 模型。Madigan 还指出，基于 HMM 监测的现有研究的一个重要拓展是合并模型中隐含层的一个中间组成部分。

6.1.2　空间数据分析

空间分析技术用于在地图上发现病例的聚集性并长期作为监测分析工具的一个重要组成部分。更具体地说，空间聚类分析的目的是通过检查监测数据的空间分布来发现和定位疾病发生或暴发中的异常状况。空间监测背后的理由是自然疾病暴发或生物袭击通常聚集在一定空间范围内，症候群监测中的空间分析利用包含在数据中的空间信息，如病人的家庭住址、工作地点以及病情报告的医院位置。

SMART 是一个被广泛使用的空间分析算法，它已使用在 BioSense 系统和国家生物恐怖主义症候群监测示范项目。其他流行的方法包括 GLMM 算法、空间扫描统计和一些它的变种，如修正的空间扫描统计，以及风险调整的支持向量聚类（RSVC）方法。

1. 广义线性混合模型

Kleinman 等提出了使用基于 Logistic 回归模型的广义线性混合模型（GLMM）来评估在给定的一天每个地区监测的每个受试者成为病例的概率。由于每个地区监测的人口数量通常会改变，因此简单的 Logistic 回归模型引入"收缩"来估计每个地区的人口密度，该方法处理作为个体的每一个小区域，同时模型没有考虑这些小区域的相对位置，这种方法在本质上忽略了许多的空间信息，因而无法检测到在几个相邻区域上升的数量。

传染病流行病学研究中，常遇到重复测量（repeated measures）、簇群聚集（clustered data）和空间聚集（spatial data）[15-16] 等类型的资料。其常不能完全满足经典统计学模型的假设，如广义线性模型（generalized linear models，GLM）等因变量观察数据间相互独立的要求 [17-22]。广义线性混合模型（generalized linear mixed models，GLMM）可考虑结果变量数据间的相关性和簇群聚集特征对模型拟合的影响，弥补传统模型的不足，有助于提高传染病流行病学数据分析的质量。现简述 GLMM 的基本原理 [23]，基本模型为

$$Y=\mu+\varepsilon \quad \mu= g^{-1}（\eta）= g^{-1}（X\beta+Z\gamma）$$

式中，Y 为 $n\times 1$ 维观测向量；μ 为观测的预测向量；$g^{-1}（.）$ 为单调可微连接函数 $g（.）$的逆函数，可根据观测向量的不同分布类型选择适宜的连接函数 $g（.）$，将观测的均数向量与模型参数联系起来；X 为协变量矩阵；Z 为随机效应变量矩阵；β 和 γ 分别为模型的固定效应和随机效应参数向量，随机效应 γ 假设服从均数为 0 和方差矩阵为 G的正态分布，即 $\gamma\sim N（0，G）$，$Var（\gamma）=G$。

从数学原理上讲，GLMM 是在 GLM 的基础上加入了随机效应 [24]，因此能够有效地解释数据间的相关性，处理过度离散、纵向研究等资料 [25]。GLMM 通过多种 R 矩阵和 G 矩阵的方差 - 协方差结构，解释同一观察对象不同时间重复观测结果的相关性，拟合各种结果变量的纵向或重复测量数据 [26]；或者通过将研究中一些具有簇群聚集特征的混杂变量纳入模型的随机向量中 [21, 27]，来处理簇群聚集资料。此外，作为混合效应模型，GLMM 不仅可以分析包括在研究中的分类自变量的不同水平对结果变量的影响，还可以通过随机效应项分析各分类自变量的总体作用 [28]。因此，GLMM 在非独立性数据、簇群聚集资料较为常见的传染病流行病学研究中应用范围广泛。

SMART 是 GLMM 方法的一个改版，同时考虑其他参数以调整季节性、每周的、社会的趋势以及节假日状态。在这种方法中，基于每一个小区域中的历史回归计数序列，广义线性模型用于确定每天每个邮政区码区的预期数，已建立的病例分布通过多重计算进行优化来确定多个邮政区码区的预期数。

2. 空间扫描及其相关的统计方法 [29]

空间扫描统计由 Kulldorff 于 1997[30] 年提出，其主要原理是将一个地区划分为一些较小的子区域，也即扫描窗口，该窗口为圆形窗口。不断调整窗口的大小和位置，通过似然比检验判别疾病病例的聚集程度，以此来判别该病发病数是否存在异常情况。时空扫描统计分析最早应用于回顾性的慢性疾病分析，近几年也逐渐应用于传染病监测资料的分析。对于每一个扫描窗口，均根据其具体的概率分布函数，选择相应的模型计算出理论发病数（模型包括泊松模型、贝努利模型、时空排列模型、正态模型、等级模型、指数模型等），根据实际发病数和理论发病数计算出扫描统计量大小。扫描统计量定义为扫描窗口的最大似然比。利用蒙特卡洛产生模拟数据集，计算 P 值，找出发病数存在异常的窗口。此方法优点在于其事先对聚集性的规模和位置没有规定，

能有效避免选择偏倚，且易于根据人口密度或年龄等协变量进行调整，消除因构成不一致而引起的偏差。目前国内的传染病的地区分布分行多以行政区域为统计单位，对于传染病来说，行政区域并非疾病传播的屏障，对于某些发生在行政区域边境上的聚集性病例可能从行政区域的层面上分析并无异常，但通过动态空间扫描则有可能探测出疾病的暴发[31]。此模型在流动人口较多地区或发病数极少的情况下有一定的局限性。此外，此模型会限制分析地点和实际地点的关系。例如，如果暴发发生在工作单位，若用家庭住址去分析聚集性，则较难发现暴发。之后 Duczmal 与 Buckeridge 等考虑到了工作相关因素对空间扫描统计的影响，对空间扫描统计进行了改进。一些在研究区域里工作而非当地居民的病例往往被误算成该区域的观察病例。若以居住地来进行扫描统计，则可能引起统计偏差。改进的扫描统计需要研究人群工作单位的信息。Duczmal 与 Buckeridge 对一群有明确工作地址的人群利用改进的方法进行了暴发识别研究，结果表明，改进后的扫描统计模型，其检验效能比一般扫描统计高。然而，此种方法所需要的工作地理信息在监测数据中一般不易得到。

6.1.3　时空数据分析

时间 - 空间预警模型：通过综合利用病例的发病时间、持续时间长短以及发病的地理信息，分析疾病的聚集性。目前使用较为普遍的有 WSARE（what's strange about recent events）、时空扫描统计（space-time scan statistic）[20]、PANDA（population-wide anomaly detection and assessment）[19] 等。

1. 基于规则的异常检测与贝叶斯网络建模（WSARE）

WSARE 在时间和空间特性上进行试探性的搜索，以监测空间和时间上的非常规行为。WSARE 分析的临床特点是包括症候群类别、年龄、性别和地理信息，例如，一个两特征病例的特点可能是"性别 = 男，归属位置 = 西北"，令人满意和不满意的临床特征都被用来计算确定是否有与当前的基准统计存在显著的差异。

将历史数据（例如，最近几周前的分析）输入到一个贝叶斯网络来建立一个基线的分布，该网络建成使用的算法称为重返最佳法基础上的 AD Trees 法，该方法的好处是基于贝叶斯网络的泛化能力，能够预测出可能以前从来没有遇到的一些情况的概率，该网络结构每月重建，而参数每日更新，环境属性如季节和星期可以作为概率模型中的条件。

然后彻底地搜索并获取所有特征值的组合，根据基于基线分布的每个特征值的组合测试假设产生分数，而不是对每一个用 i 表征的特征值（$i= 1$，2，　假设总共有 n）组合做具有指数复杂度无尽搜索，一个极端的搜索方法是通过寻找最佳的一端特征然后给它添加另一个特征来形成 2 个特征。相对于其他几个算法，WSARE 不检查协变量的信息，虽然带来了略高的假阳性率，但是在搜索时间方面有更好的表现。

2. 时空扫描统计

时空扫描统计（space-time scan statistic）是空间扫描统计的扩展。其基本思想同空间扫描统计，考虑了时间和空间两个因素，其扫描窗口相应地变为圆柱形，圆柱形的底对应一定地理区域，而高对应一定的时间长度。圆柱形扫描窗口的大小和位置也是不断变化的，因此时空扫描能够对疾病发病的时间、地点及其规模进行深入的分析，有利于早期识别疾病的暴发。时空扫描统计可以利用历史数据进行回顾性分析，也可以每天、每周或每月重复进行时间周期的前瞻性研究。时空扫描统计比单纯时间或空间扫描统计的优势在于其不依赖人口数据，避免了由于人口数据问题而导致的统计偏差，但时空扫描统计是基于研究区域内各子区域人口增长速度一致的假定基础之上，当研究期间内各区域的人口增长速度不一致（如奥运会期间引起的各区域流动人口增加的不一致性），则有可能引起预警分析的误差。此外，与单纯空间扫描统计一样，时空扫描的统计效能同样依赖于扫描窗口子区域的大小。若子区域最小只能到街道一级，而该地区仅有一个较小社区发生某种疾病的暴发，尚不足以引起该地区整体发病水平的变化，则难以识别暴发的存在。此模型同样受工作地址不详的限制，难以发现工作单位内的暴发。这需要改善现有的监测系统，加强对工作单位这一信息的收集。

3. 人群异常监测与评价（PANDA）[32]

早期疾病暴发特别是恐怖主义袭击对人类存在着巨大的威胁，PANDA 是一种在因果型贝叶斯网络基础上构建和推断整个人群中疾病的时空分布的模式。因果型贝叶斯网络是由相互关联的门诊特定概率因果模型组成的，其中每一个模型都包括变量、风险因素（如各种传染病的风险）、疾病状态、病人的症候群。人群异常监测与评价（population-wide anomaly detection and assessment，PANDA）是通过对医疗数据的监测达到对致命生物恐怖袭击进行监测。Weng-Keen Wong 等[33] 用 PANDA 模型对症状监测系统监测的炭疽症状数据进行扩展性分析，其不仅监测了原有的急诊主诉，还监测了的 OTC 药物的销售量。PANDA 模型的核心是一种因果贝叶斯模型，其中弧段不仅说明了节点之间的概率关系还对因果进行了解释。

6.2　相关案例：ESSENCE Ⅱ

主动的早期预警系统——ESSENCE Ⅱ 系统（Electronic Surveillance System for the Early Notification of Community-Based Epidemics） 是 由 DoD-GEIS（ Department of

Defense Global Emerging Infections System）和 APL（ The Johns Hopkins University, Applied Physics Laboratory）联合开发的。ESSENCE Ⅱ利用非传统的健康监测、症候群监测和先进的分析工具来实现早期发现突发公共卫生事件的目的。

6.2.1　ESSENCE Ⅱ 数据来源

ESSENCE Ⅱ收集的数据包括 3 大类：敏感的医疗信息、公众信息和其他监测系统的数据 [34]。

第一类信息：指那些能够暗示人群中疾病状态的基本信息。例如来自医院急诊室的病人主诉、门诊病人的症状、非处方药的销售信息、护士热线电话、学校缺勤信息等。这类信息对突发公共卫生事件的预警价值各不相同。例如实验室的检测结果往往就比药店的售药信息更具有特异性。

第二类信息：指那些特异度较低的辅助性数据，通常是一些公众信息。它们主要作为辅助信息，用来支持、说明第一类信息可否作为突发公共卫生事件的预警指标。例如地方病的流行情况、促销活动甚至天气情况等信息与非处方药的销售量上升有关系；因此，某类非处方药的销售量上升可能是某种疾病流行的前兆，也可能只是因为天气变化或者商业促销行为影响所致。

第三类信息：是来自其他监测系统的一些数据。这些数据可以增强 ESSENCE Ⅱ 系统发出警告的灵敏性、特异性和及时性。

上述的三类数据收集通过解密控制或共享政策限定信息访问范围，以确保个人卫生保健信息的隐私，按照病人的非特异性症状的不同被划分为 7 大类症候群：包括死亡、消化道症状、神经系统症状、皮疹、呼吸道症状、脓血症和其他非特异的症状。症候群的确定是通过自然语言处理算法 [8] 或根据分析算法所进行的加权关键词匹配对自由文本的主述描述进行处理，然后归入相应的症候群类别，一旦被转换成通用格式，信息就可以使用或服务于其他监测活动。仅需要几分钟对医院急诊室电子记录的查询，系统就能向共享的医院、州和县的监测部门提供各症候群组的发病数，在绝大多数情况下这些信息可以通过电子媒体获得，同样，社会上发生的引起公众注意的事件也可能改变发现和预警阈值 [8]。

目前数据收集的时滞是 ESSENCE Ⅱ 的一个主要缺陷，绝大多数的数据能在病人就医后的 1 ~ 3 天内获得，但是，通过改进报告的时效性、优化自动化的数据传输以及增加数据上传的频率可将时滞降低到 1 天。

6.2.2　ESSENCE Ⅱ 预警算法

目前 ESSENCE Ⅱ 使用的暴发侦测的时间分析方法包括一种自回归模型算法和

指数加权移动平均（EWMA）方法。对于空间异常的发现，植入 SaTScan 软件中的 Kulldorff 扫描统计量是一个主要的空间分析工具，也研发了改进版的扫描统计方法，用以生成模拟的时空相互作用聚集。

在 ESSENCE II 中，暴发侦测方法使用了包含多重数据流的"数据融合"技术。Burkom 和 Elbert 在 ESSENCE II 中将 Kulldorff 统计量用于多重数据源，其做法是在每一个数据源中如果有可以利用的空间信息，在使用这些空间信息时把数据源作为协变量处理，一种多重单变量策略也可用于多重数据流分析，即对每一个数据流单独使用单变量暴发发现方法，从而一种基于贝叶斯信任网络（BNN）的一致的方法被用来把多重单变量算法的输出结合起来，对决策进行优化。BNN 方法在控制假报警率的同时提高了灵敏度。表 6-1 列出了现在 ESSENCE II 所使用的三类暴发发现的方法。

表 6-1　ESSENCE II 中使用的早期暴发侦测的分析方法

时间分析	空间分析	时空分析
自回归模型	扫描统计量	改良的扫描统计量
EWMA	—	—
EARS 算法（作为参考）	—	—

在几个研究案例中对 ESSENCE II 的暴发发现能力进行了测试，在一项 2003 年的研究中 [8]，设计了几种暴发场景对其性能进行测试，每一种场景都由真实数据流序列与模拟的暴发数据叠加组成。呼吸症候群算法是描述被感染人数和使用不同数据源（急诊室接诊人数、缺勤人数据、非处方的流感药物的销售和学校缺课人总数）的一个函数的算法，通过绘制该算法性能图，多重数据源对提升发现性能的贡献价值进行了讨论，结果表明缺勤数据在侦测的时效性上贡献为 2 天，同时所需要的人群中被感染者的数量也比较小。

在生物事件先期主要指标识别技术（Bio-ALIRT）评价程序中，通过呼吸或肠胃症候群对 ESSENCE II 的三种侦测算法 [供应数调整多元统计过程控制法（provider-count-adjusted MSPC）、多元单变量指数加权移动平均法 （multiple univariate EWMA）和贝叶斯信任网络组合法（Bayes belief network combination）] 聚集多重数据源的性能进行了检验。灵敏性和及时性是衡量其性能的评估指标，并对这三种方法的性能结果进行了总结。总体而言，在最严格控制假报警率的条件下，供应数调整多元统计过程控制和多元单变量指数加权移动平均算法可以使平均侦测时间减少 5 天，而 BBN 对时效性的改进达 2 天，在最低特异性的条件下，BNN 也检测出了额外的暴发。

6.2.3　ESSENCE II 用户界面

ESSENCE II 提供了一个基于地图的可视化工具（图 6-1，彩图 2），它可以显示原始数据和由扫描统计量确定的热点数据。用户可以选择数据元素进行地理展示并通过点击数据提供者或感兴趣的邮政区号以获取其所在地的详细信息，病例或事件的详细信息可通过表格或时间分布图的方式显示出来。第二个界面提供发现过程输出的预警列表，这些列表包括彩色编码的标志，用以表示输出结果偏离基线的程度。计算出每日预测的置信上限（UCLs），并将其作为预警阈值，如果观测值超过信上限的 95% 但低于置信上限的 99%，会产生一个低层级（黄色）的预警，如果超过置信上限的 99% 会出现一个高层级（红色）的标志。用户可自行编排列表，还可以在地图可视化工具中按不同的标准和范围数据或端口将预警列表排序，以查看标记案例的空间分布。

　　通过第三个 ESSENCE II 工具——查询界面，用户可以就感兴趣的具体数据使用下拉菜单，以图或表的形式展示某一时段某些数据元素，所有表格信息都可以剪切并

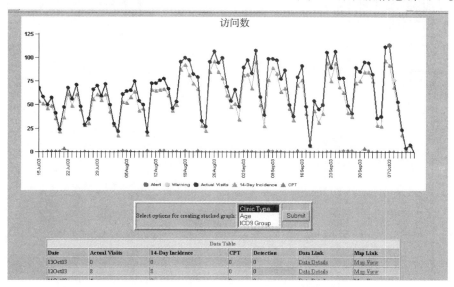

A. 通过时间序列图显示的时间分析

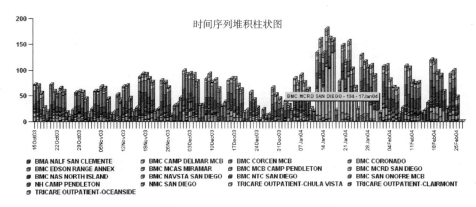

B. 通过时间序列堆积柱状图显示的时间分析

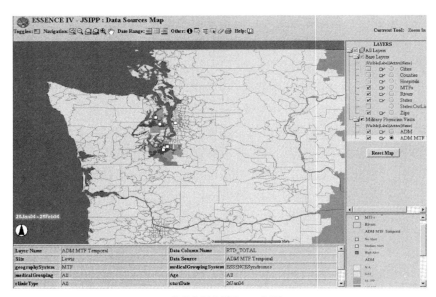

C. 地理空间分析及 GIS 制图

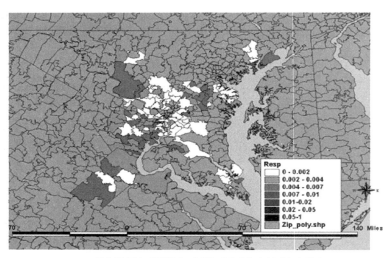

D. GIS 绘制的国家重要城市区域的呼吸系统症候群发病分布

图 6-1 ESSENCE Ⅱ 系统可视化

粘贴到电子数据表中，用于离线分析之用，用户可以通过第四个界面生成 ESSENCE Ⅱ 输出结果的概要报告，还可以选择文件夹中的任何数据元素并察看历史记录及其变化趋势。

用户在系统中的消息传播取决于其角色和权限，ESSENCE Ⅱ 系统的一个基本功能是向在国家重要城市区域的部队和民事卫生当局提供预警和监测信息。系统通过一个安全的网站提供监测输出结果以及底层数据流的详细信息,还通过许多单独的信息层提供信息,应用这种数据分层方法便于分配不同用户角色。通过向用户提供单独的用户名和密码,ESSEBCE Ⅱ 可以识别每一个用户,从而仅向授权的用户提供相应的服务。例如一个在急诊室登录的用户根据其权限只能查看急诊室的数据,而以传染病科主任身份登录的用户,他将有权访问其权限内的所有信息以及与科室内其他人员分享信息。

6.3 小结

目前症候群监测对早期发现疾病暴发和生物恐怖袭击已获得广泛的认可,但症候群监测研究仍然面临诸多问题。如疾病数据往往是杂乱和不完整的、从业人员不熟悉先进的监测分析方法、症候群监测系统每天或每周都会产生一些错误警报,这是因为从真正的暴发中很难区分自然变化数据,人类需要对暴发的信号进行重新审视和追踪调查,但需花费很多时间和很高的人力成本等。

但是症候群监测是未来的发展方向,我们可以从数据可视化技术(特别是交互式可视化数据探索技术)、预警算法等多个方面来改进症候群监测,使之在敏感度、精确度上得到大幅提高,虽然症候群监测系统已在许多国家的公共卫生部门得到开发和应用,但仍然迫切需要创建一个跨管辖区的数据共享机构,以最大限度地提高症候群监测的潜在益处和实际影响,在更广的范围内,公共卫生监测应该为应对像 SARS 一样的全球性大流行疾病做出努力,所以,需要解决有关全球数据共享(包括多语言信息处理)和国际合作模式发展的问题。

参 考 文 献

[1] 王婧,赵琦,赵根明. 传染病监测和预警系统研究进展中国预防医学杂志,2010,11(7): 753-755.

[2] 林君芬,何凡. 基于 Poisson 分布的传染病预警技术研究. 疾病监测,2008,20(5): 16-17.

[3] 中国疾病预防控制中心传染病监测信息系统. http: //www. chinacdc. Net. cn /n272442/n272530/n294176/n339985/16437. html [2009-6-13].

[4] 中国卫生部. 2008 年安徽阜阳及中国手足口病疫情形势与防控工作报告. http://www. moh.gov. cn/publicfiles/business/htmlfiles/mohjbyfkzj/pgzdt/200807/37211. htm [2009-6-13].

[5] 马家奇,杨维中,李中杰,等. 基于网络直报的传染病暴发早期预警信息系统架构与应用模式. 中国疫苗和免疫,2008,14(3):263-267.

[6] Bradley CA, Rolka H, Walker D, et al. BioSense: implementation of a national early event detection and situational awareness system. MMWR (CDC), 2005, 54(Suppl): 11-20.

[7] Tsui FC, Espino JU, Dato VM, et al. Technical description of rods: a real-time public health surveillance system, J Am Med Inform Assoc, 2003, 10:399-408.

[8] Lombardo J, Burkom H, Elbert E, et al. A systems overview of the Electronic Surveillance System for the Early Notification of Community-based Epidemics (ESSENCE Ⅱ). Journal of Urban Health: Bulletin of the New York Academy of Medicine, 2003, 80(2): 32-42.

[9] Heffernan R, Mostashari F, Das D, et al. New York City Syndromic Surveillance Systems. MMWR (CDC), 2004, 53(Suppl): 23-27.

[10] Hutwagner L, Thompson W, Seeman GM, et al. The bioterrorism preparedness and response early aberration reporting system (EARS). Journal of Urban Health, 2003, 80(2 suppl 1): 89-96.

[11] Wilson JM, Argus V. A global detection and tracking system for biological events. Advances in Disease Surveillance, 2007, 4:21.

[12] Freifeld CC, Mandl KD, Reis BY, et al. HealthMap: global infectious disease monitoring through automated classification and visualization of internet media reports. Journal of the American Medical Informatics Association, 2008, 15(2): 150-157.

[13] 万崇华, 杨树勤. 计和法的原理及其在出生缺陷监测中的应用. 中国卫生统计, 1944,11(3):1-4.

[14] Johnson NL. A simple theoretical approach to cumulative sum control charts, American Statistical Association Journal, 1961, 56: 835.

[15] 尹文娇，赵守军，张勇. 广义线性混合模型在传染病流行病学研究中的应用. 中国疫苗和免疫, 2011, 17(4): 373-377.

[16] Rasmussen S. Modelling of discrete spatial variation in epidemiology with SAS using GLLIMMIX. Computer methods and programs in biomedicine, 2004, 76(1): 83-89.

[17] Witte JS, Greenland S, Kim LL, et al. Multilevel modeling in epidemiology with GLIMMIX. Epidemiology, 2000, 11(6): 684-688.

[18] Condon J, Kelly G, Bradshaw B, et al. Estimation of infection prevalence from correlated binomial samples. PreventiveVeterinary Medicine, 2004, 64(1): 1-14.

[19] Arrandale VH, Koehoorn M, MacNab Y, et al. Longitudinal analysis of respiratory symptoms in population studies with a focus on dyspnea in marine transportation workers. Int Arch Occup Environ Health, 2009, 82(9): 1097-1105.

[20] Dean CB, Nielsen JD. Generalized linear mixed models: a review and some extensions. Lifetime Data Anal, 2007, 13(4): 497-512.

[21] Young J, Glass TR, Bernasconi E, et al. Hierarchical modeling gave plausible estimates of associations between metabolic syndrome and components of antiretroviral therapy. J Clin Epidemiol, 2009, 62(6): 632-641.

[22] Hedeker D. MIXPREG: a computer program for mixed-effects Poisson regression. University of Illinois at Chicago, 1998:1-28.

[23] SAS Institute Inc. SAS/STAT® 9.22 User's Guide. Cary, NC:SAS Institute Inc, 2010: 2634-2983.

[24] Breslow NE, Clayton DG. Approximate inference in generalized linear mixed models. Journal of the American Statistical Association, 1993, 88(421): 9-25.

[25] Gamerman D. Sampling from the posterior distribution in generalized linear mixed models. Statistics and Computing, 1997, 7(1): 57-68.

[26] Schabenberger O. Introducing the GLIMMIX procedure for generalized linear mixed models. SUGI,

2005:196.

[27] Peter C. A multilevel model for cardiovascular disease prevalence in the US and its application to micro area prevalence estimates. International Journal of Health Geographics, 2009, 8(1):6.

[28] Kleinschmidt I, Sharp BL, Clarke GP, et al. Use of generalized linear mixed models in the spatial analysis of small-area Malaria incidence rates in KwaZulu Natal, South Africa. Am J Epidemiol, 2001, 153(12): 1213-1221.

[29] 王小莉, 王全意, 栾荣生, 等. 传染病疫情早期预警的主要模型. 现代预防医学, 2008, 35(22): 4339-4341.

[30] Kulldorff MA. Spatial Scan Statistic. Communications in Statistics—Theory and Methods, 1997, 26: 1481-1496.

[31] 殷菲, 冯子键, 李晓松, 等. 基于前瞻性时空重排扫描统计量的传染病早期预警系统. 卫生研究, 2007, 36 (4): 455-458.

[32] 龙璐, 严薇荣, 许奕华, 等. 症状监测系统预测预警模型研究进展. 中国公共卫生, 2012, 28(5): 704-706.

[33] Wong WK, Cooper G, Dash D. Use of multiple data streams to conduct Bayesian biologic surveillance. Morb Mortal Wkly Rep, 2005, 54(Suppl) : 63-69.

[34] 严薇荣, 施侣元, 冉鹏, 等. 美国早期预警系统介绍. 医学与社会, 2006, 19(9):19-21.

第 7 章　新型传染病监测预警技术

　　疫情信息的获取对于传染病防控至关重要。传统的传染病防控方法获取疫情信息主要是通过建立覆盖整个国家或者区域的监测系统，这种方法获得的疫情信息比较准确，但是成本较高，而且具有滞后性。随着信息时代的到来，疫情信息呈现多种多样的表现形式，而且可以从多方面获取。本章从疫情信息的表现形式和疫情信息来源方面提出了两种新型的传染病防控方法，分别是基于基因组学大数据和互联网大数据的传染病防控。相对于传统的方法，如通过传染病监测系统和流行病学调查方法得到的疫情信息，病原体的基因组学数据能够帮助我们从病原体的角度来更加深入地理解病原体的发生和发展规律。古语云：“知己知彼，百战不殆”。对于病原体的了解可以帮助我们寻找病原体的来源，发现它的传播途径和预测其未来演化方向，这将帮助我们更加主动地防控疾病。基于互联网大数据的传染病防控方法依赖于新的疫情信息源 - 互联网大数据，包括搜索引擎大数据、社交媒体大数据、新闻媒体数据以及其他未知待探索的大数据。互联网大数据具有实时性，针对其进行分析挖掘可以帮助我们更早地发现传染病的暴发和流行动态，为政策制定和实施争取更多时间。已有的传染病研究和防控实践表明，这两种新型的传染病防控方法在传染病的预防和控制中能够发挥重要的作用。随着 DNA 测序技术和互联网技术的迅猛发展，新型传染病防控方法将得到更广泛的应用。它们与传统的传染病防控方法的结合，将大大提高传染病防控的效果。下面我们将详细地介绍这两种方法。

7.1　基于基因组学的传染病溯源与预测预警技术

　　如果把传染病防控比作人类与传染病的战争，那么疫情信息的获取将是这场战争的关键。只有我们知道了敌人的“战斗力”如何、从哪里来、怎么来，以及对抗传染病的未来计划，我们才可能以最合理的战术去战胜敌人。传统的方法获取传染病的疫情信息主要是通过传染病监测系统和流行病学调查，不仅费时费力，而且往往只能见招拆招，被动地防控疾病的攻击。要变被动为主动，我们必须从病原体的角度来深入地理解其发生和发展过程。伴随着现代分子生物学和测序技术的迅猛发展，基因组学方法和技术在生物学和医学等领域的应用已经很广泛，在传染病学领域的应用也是方兴未艾。这主要是两个方面的原因：一方面，病原体的基因组信息是病原体表型的密码，很大程度上决定着病原体的行为；另一方面，基因组测序的成本低，而且速度快，便于大规模获取和处理。进入 21 世纪以来的几次公共卫生危机则直接地加快了基因组学技术应用于传染病防控的脚步，如 2002 年的 SARS、2009 年的新型 H1N1 流感病毒、2013 年的禽流感 H7N9 病毒等。实践表明，基于基因组学的方法和技术能够帮助我们精细地分析病原体的发生和发展过程。它们在溯源传染病的发生、确定传染源和传播途径以及预测病原体未来发展趋势等方面都具有传统流行病学方法不可比拟的作用。本章将简单地介绍基因组学如何应用于传染病的防控。

人类社会的扩张不断侵蚀着自然界的领地，各种各样的生物与人类发生了越来越多的接触，把很多病原体传染给人类。由于这些病原体之前没有在人类中出现过，人类对它们没有免疫力，因此会导致比较严重的疾病；同时人类对它们的认识不足，使得其出现比较突然，人类来不及应对；再加上现代社会人们之间的交流越来越频繁，病原体得以快速地传播，甚至可能导致全球的大流行。21 世纪以来几次大的传染病暴发都以其突然性和迅速地传播作为其最大的特点。以 2002 ~ 2003 年的 SARS 病毒暴发为例[1-3]。该病毒最早在 2002 年 11 月 16 日中国广东顺德出现，在短短的半年时间里传遍了中国的 24 个省份，亚洲、欧洲和美洲等近 30 个国家和地区，造成了全球超过 8000 人感染和超过 700 人死亡。SARS 暴发对于人类的传染病防控是一次印象深刻的教训，也对人类社会传染病防控系统提出了更高的要求。

现有的传染病监测体系一般是被动地监测传染病的发生和发展[4, 5]。对于突然暴发和传播迅速的传染病，现有的监测体系很难及时地应对。要变被动为主动，我们只有及早地发现新的病原体，了解其每一步的发展动态和趋势。随着现代分子生物学和测序技术的快速发展，基于基因组学的方法和技术能够帮助我们主动地监测传染病。

基因组学是指获取和解析生物体基因组信息的科学，获取基因组依赖于 DNA 测序技术，而解析基因组则依赖于包括生物信息学、遗传学、基因功能分析等多种方法和技术[6]。基因组学的快速发展得益于 DNA 测序技术的迅猛发展。最早采用的 DNA 测序方法是 20 世纪 70 年代后期由 Walter-Gilbert 发明的化学修饰法[7, 8]和 Frederick Sanger 发明双脱氧核苷酸链终止法[9, 10]，后者由于其简便性和可靠性成了后来 DNA 测序的主要方法。1977 年，使用 Sanger 的方法完成了第一个物种基因组的测定：噬菌体 Φ-X174，全长 5375 个碱基[11]。此后，人类基因组计划极大地推动了 DNA 测序技术的发展[12]。文特尔等发展的鸟枪法测序极大提高了第一代 DNA 测序的效率，成为第一代 DNA 测序技术的顶峰[13-16]。此后，DNA 测序技术的发展遵循着比摩尔定律还要快的速度，其测序速度和精度都极大地提高，而成本极大地降低[17]。同样以人类基因组测序作为例子，人类基因组计划测定第一个人类基因组草图共耗费了 12 年（1990 ~ 2001 年），花费超过 30 亿美元[12]，而到 2012 年，只需要花费 1 天时间和 1000 美元就可以完成同样的事情[18, 19]。在第一代测序技术的基础上，近年来，第二代和第三代测序技术已经快速发展起来，而且第二代测序技术已经取代第一代测序技术成为主流[20-22]。相对于第一代测序技术，第二代和第三代测序技术的通量更高，速度更快，但是成本更低。

由于导致传染病的病原体基因组大部分都比较小，特别是病毒的基因组一般都是从几万到几十万个碱基的大小，所以测定病原体基因组的成本较低。近年来，基于病原体基因组的方法和技术越来越多地用于传染病防控，并且与传统的流行病学分析方法互相补充和佐证。在本章中我们主要从以下三个方面来介绍，并且结合相关的案例进行分析：第一个是病原体的确定与溯源，通过测定病例样本中病原体的基因序列，比较它与数据库中已有病原体的基因序列，找到与其最相似的病原体，进而迅速确定可能的致病病原体，以及推断其最可能的来源；第二个是病原体传播路径分析，通过对病原体传播过程中感染病例和环境的采样和基因测序，可以精细地描绘出其传播路径；第三个是病原体演变趋势预测和预警，通过分析和挖掘病原体的基因组序列，建立数学模型来描述它们的进化规律，进而预测其未来的发展趋势。一旦它们可能对人类造成危险，则及时地给出预警。

7.1.1 基于基因组学的传染病溯源

1. 方法与原理

基于基因组学的传染病溯源采用的方法主要是 DNA 测序、序列相似性搜索、序列比对，以及分子进化分析等。其基本原理如下：首先，对病例进行采样，采用 DNA 测序方法测定病原体的基因组序列；然后，从病原体基因组数据库中寻找与其最相似的病原体，如果存在，则说明是已知的病原体导致了疾病的发生，否则，则很可能是新的病原体；最后，选择导致疾病发生的病原体及其相似的病原体，提取它们的基因组序列，对其进行序列比对，并且构建分子进化树，进而确定其可能的来源。如果能够获取病原体的时间和地点等信息，还可以通过分子钟分析和谱系地理学分析等方法，推断病原体最可能的起源时间和地点。

从上述的方法学和基本原理可以看出，病原体基因数据库对于该方法至关重要。如果缺少这些数据库，那就不可能使用基因组序列来溯源病原体。经过近年来的积累，一些常见传染病相关的病原体基因数据库已经建立起来，如结核病、艾滋病、流感等。表 7-1 展示的是几种常见传染病相关的病原体基因数据库。

除了病原体基因数据库，溯源病原体的方法主要是计算分子进化方法及其相关软件。基于基因序列构建分子进化树能够最直观的展示病原体之间的进化关系。一般用来建立进化树的方法主要有最大似然法、最大简约法、贝叶斯方法、邻接法等[23]。溯源分析除了建立进化树外，还需要更进一步的分析，如估计物种分化时间、地点、进化速率、选择压力等。最常用的计算分子进化分析软件主要有 BEAST[24]、MEGA[25]、PHYLIP[26]、PhyML[27] 等。这些软件的基本介绍如表 7-2 所示。

表 7-1　几种常见传染病相关的病原体基因数据库

传染病	病原体	基因数据库
结核病	结核杆菌	TB Database www.tbdb.org
艾滋病	HIV 病毒	HIV sequence database http://www.hiv.lanl.gov/content/sequence/HIV/mainpage.html HIV Drug Resistance Database http://hivdb.stanford.edu/index.html
流感	流感病毒	Influenza Virus Resources http://www.ncbi.nlm.nih.gov/genomes/FLU/FLU.html Global Initiative on Sharing Avian Influenza Data http://platform.gisaid.org/epi3/frontend Influenza Research Database http://www.fludb.org/brc/home.spg?decorator=influenza
乙肝	乙型肝炎病毒	HBVdb http://hbvdb.ibcp.fr The International Repository for Hepatitis B Virus Strain Data http://www.hepseq.org/Public/Web_Front/main.php Hepatitis B Virus Regulatory Sequence Database http://lancelot.otago.ac.nz/HBVRegDB/

表 7-2　四种最常用而且免费的计算分子进化分析软件

软件	建树方法	主要功能及优缺点
BEAST	贝叶斯方法	估计分子进化树和推测分子进化过程，包括遗传多样性分析、祖先序列估计、分子钟分析、地理谱系分析等；功能很强大，使用很灵活，缺点是参数众多、不容易收敛以及计算量太大，入门时间长
MEGA	贝叶斯方法，最大似然法，最大简约法，邻接法等	主要用于进化树估计，其优点是具有友好的图形界面，使用非常简单，但是不支持 Linux 系统
PHYLIP	最大似然法，最大简约法，邻接法等	最经典的进化树分析软件，主要用于进化树估计，支持 Linux，便于大规模建树，没有图形用户界面，对于一般用户来说使用不方便
PhyML	最大似然法	主要用于进化树估计，支持 Linux 和 Windows，既方便使用，也能大规模建树，而且速度很快

2. 相关案例

（1）禽流感 H7N9 病毒的溯源

2013 年 3 月份在中国华东地区暴发了禽流感 H7N9 病毒流行[28]。该病毒对于禽类是低致病性，即禽类感染了该病毒也不会出现明显的症状，而对于人类来说却是致命的危险。因此，该病毒的防控异常困难。虽然政府部门采取了非常有效的措施，但仍然没法完全阻止该病毒在中国的传播。至今为止，该病毒已经导致 450 多人感染，其中超过 130 人死亡[29]。禽流感 H7N9 病毒在中国的暴发引起了全世界的关注，因为这是该病毒第一次感染人类，而且在其暴发开始的 2 个月时间导致了超过 100 人的感染，大家都担心该病毒可能会导致全球性的流感大流行。幸运的是，该病毒暂时在人类之间的传播能力有限[30,31]，没有大规模流行起来。

该病毒被发现的过程也比较曲折。在 2013 年 2 月份和 3 月份，上海和安徽出现了 3 例病人因为不明原因的严重下呼吸道感染而住院，并最终死亡。这引起了上海市和安徽省疾控中心的高度重视，临床样本被收集起来，并且做了常规的检测，仍然无法确定病原体。最终样本被送往国家流感中心，通过鸡胚培养、病毒分离、病毒 RNA 抽提、实时 PCR、测序和进化分析等一系列过程，确定这 3 例病人的病原体为禽流感 H7N9 病毒[28]。

病原体的确定一定程度上消除了人们对该疾病的疑虑，同时也减少了人们对于它的恐惧。然而，该病毒究竟从哪里来成了所有人的疑问。只有充分了解其来源，政府部门才能制订更加有针对性的防控措施。然而，对于该病毒的溯源是一个很大的难题，因为在最近的十多年时间里在华东地区甚至中国都没有发现过禽流感 H7N9 病毒[32]。已有报道的禽流感 H7N9 病毒及其序列都主要来自美国和欧洲。此外，进化分析表明，此次暴发的禽流感 H7N9 病毒与之前报道的禽流感 H7N9 病毒差异较大，这使得对其溯源更加困难[28,33]。

前面提到过，没有病原体基因数据库的支撑，基于基因组学的溯源就是无源之水。因此，问题的关键在于获取更多的中国地区特别是华东地区的禽流感基因组序列。事实上针对该问题的研究也确实是这样做的。在通过初步的进化分析发现找不到与该病毒很相似的病毒之后，研究人员开始了大规模的采样和测序过程。最早是国家禽流感参考实验室——中国农业科学院哈尔滨兽医研究所的研究人员通过采样上海和安徽地区的禽类养殖场和活禽市场，发现了与感染人的禽流感 H7N9 病毒高度相似的禽流感 H7N9 病毒[34]，从而确认了感染人的病毒的直接来源。其次，研究人员在中国多个省份和地区的家禽和野禽中进行大规模的采样，得到了接近一百万个样本，发现了几十个禽流感 H7N9 病毒阳性样本，其中绝大部分来自家禽，说明感染人的禽流感 H7N9 病毒最有可能来自家禽中的禽流感 H7N9 病毒[30]。因此，要了解禽流感 H7N9 病毒的来源，需要重点研究家禽中的禽流感病毒。初步研究表明，该禽流感 H7N9 病毒是不同病毒重排而成[28,33]，其表面蛋白 H7、N9 和内部 6 个蛋白分别来自三种病毒：H7NX（X 代表未知，下同）、HXN9 和 H9N2 病毒。既然该病毒主要在家禽中产生，是否能够在家禽中找到该病毒重排的最直接的来源病毒？为此，来自中国科学院、国家流感中心、扬州大学、湖南大学以及香港大学等多个机构的研究人员进一步对禽流感 H7N9 病毒暴发所在的华东地区的家禽进行大量采样[32,35]，而且回溯性地分析 2013 年之前的样本，发现确实能够在家禽中找到与禽流感 H7N9 病毒的 HA、NA 和内部片段都分别高度相似的病毒。通过整合该地区在疫情暴发前后的流行病学信息，采用计算分子进化分析的方法，最终推断该病毒来自于两次重排过程（图 7-1，彩图 3）：第一次重排过程是由 H7 病毒、N9 病毒和 H9N2 病毒分别提供 HA、NA 和 6 个内部片段，产生了 H7N9 病毒前体。由于长期以来在华东地区都没有采样到该病毒，因此推断该重排过程发生在野鸟中，而且该病毒产生之后一直在野鸟中存在，但是流行范围不广；第二次重排是由 H7N9 病毒前体提供 HA 和 NA 片段，禽流感 H9N2 病毒提供 6 个内部片段。由于在华东地区禽流感 H9N2 病毒在家禽中流行比较广泛，而且多样性很大，因此 H7N9 前体病毒与禽流感 H9N2 病毒发生了大量的重排（发生在 2012 年早期），前者获取了后者的内部片段，产生了多样性的 H7N9 病毒。这是迄今为止对于禽流感 H7N9 病毒的来源最精细的解释。

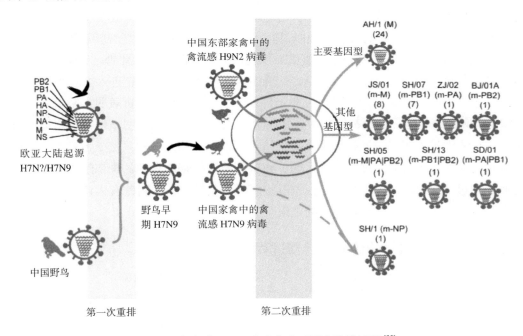

图 7-1　禽流感 H7N9 病毒产生于两次重排过程[35]

（2）SARS 的溯源

SARS（severe acute respiratory syndrome）是严重急性呼吸综合征的简称，它是由 SARS 冠状病毒（SARS coronavirus）导致。SARS 在 2002 年中国广东顺德首次被发现[1-3]，并逐渐扩散至东南亚乃至全球，直至 2003 年中期疫情才被控制。该疾病的暴发不仅造成了严重的社会恐慌，导致了大量的经济损失，而且造成了全球 8000 人以上的感染和超过 700 人的死亡。SARS 的暴发对于中国的传染病防控体系造成了很大的冲击，其暴发的突然性使得政府来不及应对，在暴发初期政府的不作为导致错过了控制该疾病的最佳时期。由于中国科研力量的薄弱，对于 SARS 病毒的来源一直没有研究清楚，导致公众对于该疾病的认识不够，甚至有人认为该疾病是其他国家的阴谋。这说明对于疾病的溯源能够减少公众的恐慌，维护社会的稳定。

自从 SARS 暴发后，来自多个国家的研究人员一直在研究其来源。基因组序列的测定是溯源的基础。虽然早在 2003 年 4 月 14 日和 15 日，美国和中国的研究人员就分别公开宣布测定了 SARS 冠状病毒的基因组[1]，但是最早经同行评议公开发表的基因组序列来自加拿大和美国的研究人员[2,3]：2003 年 5 月 1 日，国际著名期刊《科学》分别公开发表了上述两个国家测定的 SARS 冠状病毒的基因组序列。进化分析表明，SARS 冠状病毒与已有的冠状病毒差异较大，就像是突然出现的物种。为了进一步阐述其来源，研究人员对最早的 SARS 病例有关的野生动物进行采样，这是因为最初的病例发生在那些处理野生动物的工作人员身上。采样分析表明，从野生动物果子狸身上发现的冠状病毒与感染人的 SARS 冠状病毒非常相似，基因组的相似性超过 99%[36]。基因组分析也表明，前者的表面蛋白发生的遗传变化能够增强该病毒的传染性[37,38]。此外，SARS 冠状病毒也增强了与果子狸与人类细胞受体 ACE2 的亲和性，从而有利于它进入细胞[37,39]。综上所述，感染人的 SARS 冠状病毒很可能来自果子狸。进一步的分析表明，来自果子狸和 SARS 病例分离的冠状病毒都经历了非常明显的正选择[36]，这说明该病毒正在适应新的宿主。果子狸虽然很有可能把该病毒传染给了人，但它和人一样只是受害者。那么该病毒真正的天然宿主到底是谁？研究表明，在中国地区的蝙蝠有 6% 携带有冠状病毒[38]。前面提到过，SARS 冠状病毒与已有的冠状病毒都差异较大，因此有人认为 SARS 冠状病毒可能来自于两种蝙蝠冠状病毒的重组[37]。

7.1.2　基于基因组学的传染病传播过程分析

1. 方法与原理

病原体的基因组携带着它的遗传信息，它在传播过程中发生的变化会在其基因组上留下印记。通过分析挖掘它的基因组信息，可以追踪其传播过程。因此，基于基因组学的病原体传播过程分析的基本思路是通过对于疾病暴发过程中不同时间和不同地点的采样和基因组测序，采用进化分析的方法来重构病毒的传播过程。从中可以看出，合理的采样和多方面信息的收集是传播过程分析的关键。最理想的情况是对于疾病暴发过程中每个地点都进行有代表性的采样，不仅要对感染病例进行采样，同时还要对环境进行采样。此外，还需要获取疾病暴发过程中的人群结构、人口流动和环境因素等信息，因为它们都有可能影响到疾病的传播。

　　基于基因组学的传播过程分析用到的方法主要是基因测序以及计算分子进化分析方法，后者包括谱系地理学分析和分子钟分析等方法。精细的传播过程分析最好能够结合传统的流行病学调查方法和分子进化分析方法，综合多方面的证据来推断，而比较宏观的传播分析则主要依赖进化分析方法。现在有不少很好用且功能很强大的进化分析软件，如 BEAST[24]、Migrate-n[40] 和 BaTS[41] 等，可以把病原体的序列和其时间、地理位置以及其他属性进行关联分析，从而估计出病原体的时空传播过程。

　　2. 相关案例

　　（1）社区结核病传播过程分析

　　加拿大不列颠哥伦比亚省的一个社区在 2006 ～ 2008 年暴发了结核病[42]，在短短的 3 年时间里有 41 个病例发生。为了确定传染源和传播过程，研究人员做了很多研究。首先是通过传统的追踪接触者和社会网络分析的方法分别建立接触者网络和社会网络（图 7-2，彩图 4），希望能够分析出结核病传播过程中的关键人物、地点和行为，以及整个传播过程。结果表明，通过社会网络分析确实能够确定出一个关键病例（编号 MT0001）与大部分病例都有关联（图 7-2A）。传统的分子分型分析（只用到了很少的位点和区域）也表明，所有病例身上分离到的结核杆菌的基因型没有区别。

　　如果没有全基因组分析技术，传统的流行病学调查分析可能就到此为止了。那么事实是否如社会网络分析得到的结果那样？为了更精细地分析病例之间的关系，研究人员采用了基因测序的方法测定了其中 36 个病例分离到的结核杆菌的全基因组序列。对这些基因组序列做聚类分析和进化分析表明，这些病例中分离的结核杆菌可以分为两个明显的谱系（A 和 B），虽然它们有相同的起源，但是它们在 2006 年结核病暴发之前已经至少共存了 5 年。前面通过社会网络分析确定的关键病例 MT0001 分离到的结核杆菌位于谱系 A，因此对于那些病原体位于谱系 B 的病人不可能是由 MT0001 传播的，这说明前面得到的传播过程不合理。为了更准确地构建在此次暴发中结核病的传播过程，研究人员根据全基因组分析的结果，修正了此前构建的疾病传播过程，把病原体属于两个谱系的病例分开。这样得到了如图 7-2B 的疾病传播网络。

　　为什么在 2006 年会暴发结核病？分析表明，在 2006 年这两个谱系的基因组并没有发生大的变化，因此研究人员推断可能与该社区的环境改变或者某些社会因素相关。此前通过流行病学调查发现，有 61% 的病例曾经有吸毒史，而且此区域的吸毒者在 2006 年达到顶峰，据此研究人员推断结核病的暴发很可能与吸毒有关。

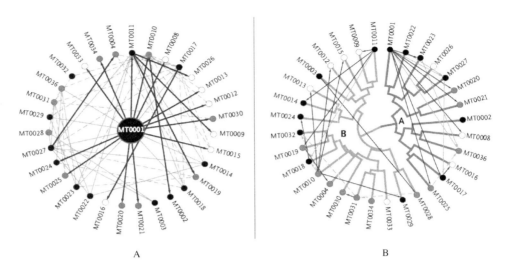

图 7-2　单独根据传统社会网络分析（A），以及整合全基因组分析与社会网络分析（B）得到的结核病传播网络 [42]

（2）高致病性禽流感 H5N1 病毒的传播路径分析

高致病性禽流感 H5N1 病毒是全世界都一直在关注的病毒。它自从 1996 年在中国广东的禽类中暴发以来，已经传播到了亚洲、欧洲和非洲的 50 多个国家和地区，造成了超过 600 人的感染和接近 400 人的死亡 [43]。了解其在全球的传播过程有助于各个国家和地区共同制订更加合理的防控政策阻止其传播。然而，通过传统的流行病学调查方法很难做好该工作：一方面是因为该病毒的传播范围太广泛，很难协调各个国家和地区的人员做现场流行病学调查；另外一方面很多传播和感染事件已经发生，很难做回溯性的调查。这些正是基因组学分析方法研究病原体传播过程的优势。Robert 等研究人员发展了一种谱系地理学方法分析了高致病性禽流感 H5N1 病毒在全球的传播 [44]。其基本思路是从该病毒的基因序列出发推断进化树，对进化树上所有的叶子节点赋予该节点所代表病毒的分离地点，然后根据最简约的原则推断出进化树上所有内部节点假设的分离地点，这样就重构了病毒的地理传播过程。根据高致病性禽流感 H5N1 病毒的血凝素基因序列推断的该病毒 2005 年以前在全球的传播路径。通过 Google earth 直观显示大部分传播事件发生在中国内部以及东南亚国家之间，很少发生远距离的传播 [44]。

除了上面提到的基于最简约原则的谱系地理学分析方法，近年来用得越来越广泛的是基于贝叶斯方法的谱系地理学分析方法，特别是整合了众多进化分析方法的软件 BEAST。该软件功能很强大，具体介绍请参考该软件的文档。Philippe 等基于 BEAST 同样研究了高致病性禽流感 H5N1 病毒的地理传播过程 [45]，并且通过 Google earth 展示了病毒随时间的动态传播，可视化分析表明它与前面 Robert 等得到的传播路径大体相似，大部分传播事件发生在中国内部。

7.1.3　基于基因组学的演变趋势预测与预警

1. 方法与原理

基于基因组学的演变趋势预测和预警是指基于病原体的基因组学数据，寻找其进化规律，进而预测其未来发展趋势，一旦其可能造成威胁则给出预警。其关键点在于从病原体的基因组中找出病原体进化的规律，这主要是通过统计学分析和建模完成。具体用到的统计学方法在下面的例子中会详细介绍。

2. 相关案例

（1）基于基因序列监测全球人流感 H3N2 病毒的抗原演变动态

由于人流感 H3N2 病毒突变较快，其抗原也不断地发生变化，这使得流感疫苗经常与实际流行的抗原不匹配，导致流感疫苗的效率不高。为了提高流感疫苗的效果，需要及时地找出可能成为未来流行株的流感病毒，进而把它推荐为疫苗株[46]。为此，世界卫生组织建立了全球性的流感监测网络[47]，实时地监控流感病毒在全球的变化，一旦在某个地方出现了抗原发生变化的病毒，并且其流行趋势增加（说明该病毒可能成为下个流感流行季节的流行株），世界卫生组织就有可能会推荐该病毒作为下个流行季节的疫苗株。因此，关键点在于如何选择出合理的疫苗候选病毒。现在用来测定流感抗原的方法主要是血凝抑制实验和微中和实验，这两种实验方法比较费时费力，而且一致性较差[48]，不便于在全球的尺度上分析流感病毒的抗原变化。基于基因序列的方法则能够得到比较一致的结果。通过分析全球基因序列的变化，可以实时地了解全球流感病毒的变化。但是基因序列的变化并不等于抗原的变化。根据 Smith 等的研究[49]，人流感 H3N2 病毒抗原的进化是以抗原类的形式不断交替的演化过程，即一个抗原类流行一段时间（1～3 年）之后会被另外一个抗原类代替，而位于同一个抗原类的病毒在抗原上都很相似。通过传统的进化树分析很难确定出抗原类。

Du 等从人流感 H3N2 病毒的血凝素蛋白序列出发[46]，发展了朴素贝叶斯模型来预测流感病毒间的抗原关系；然后构建了一个抗原相关性网络，网络中的节点表示病毒，而节点间的连线表示病毒间被预测为抗原相似；最后通过网络聚类的方法把病毒分为很多抗原类（图 7-3，彩图 5）。他们发现通过该方法预测的抗原类与实际流行的抗原类很相似。进一步，他们发现通过及时地测定人流感 H3N2 病毒的序列以及使用该方法预测抗原类，可以非常方便地获取人流感 H3N2 病毒在全球的抗原状态。通过对于抗原类的时空动态分析，一旦有新的抗原类出现，并且其在某个国家和地区的比例升高，就可以把该抗原类推荐为新的流感疫苗。最终他们发现使用该流感疫苗推荐策略能大大提高流感疫苗推荐的准确率。为了让更多的流感监测人员和研究人员更方便地使用该方法，他们建立了一个在线服务器[50]（http://biocloud.hnu.edu.cn/influ411/html/index.php），不仅提供抗原类预测的功能，还能根据公共数据库（Influenza Virus Resource）中人流感 H3N2 病毒的序列，实时地预测出全球人流感 H3N2 病毒的抗原演化动态。

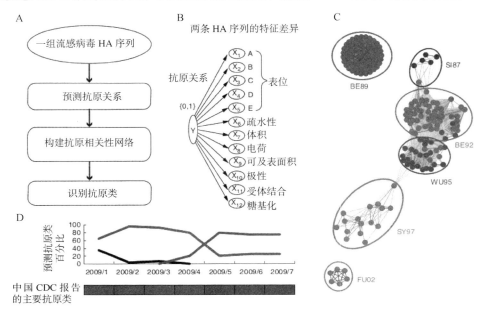

图 7-3　从人流感 H3N2 病毒的基因序列出发预测抗原类

A. 表示方法学的流程；B. 表示朴素贝叶斯模型考虑到的 12 个变量；C. 表示该方法预测的抗原类（每个圈内的病毒）与真实抗原类（相同颜色的病毒）的比较；D. 表示使用该抗原类预测方法能够及早地发现新的抗原类

（2）人流感 H3N2 病毒的演化趋势预测

世界卫生组织在每年的 2 月份和 9 月份分别为北半球和南半球推荐流感疫苗[51]，一旦推荐的流感疫苗确定好了，疫苗就开始生产，其生产周期为 6 个月。由于流感病毒突变太快，而且一旦出现新的抗原变异病毒，它就能很快流行起来，因此如果新的抗原变异病毒出现在疫苗推荐之后，那么推荐的流感疫苗对于新出现的抗原变异病毒的保护效果会大打折扣。如果能够在推荐疫苗之前预测病毒的流行趋势，进而找出在未来最有可能流行的病毒株，那将大大改进流感疫苗的效果。研究人员 Robin Bush 等早在 1999 年就提出了一个预测流感病毒进化的方法[52]。他们通过分析 1983 ~ 1997年间人流感 H3N2 病毒表面蛋白血凝素的基因序列，首先确定出 18 个正选择位点[53]（核苷酸水平的非同义替换远多于同义替换的位点）。他们发现每个流感季节中那些在 18个正选择位点上发生最多氨基酸替换的病毒最有可能在下个流感季节流行。这个简单的规则非常有效，在总共 11 个流感季节中使用这个规则能够在 9 个流感季节中预测出正确的未来流感流行株。然而，在实际的疫苗推荐过程中，这个规则并没有发挥很大的作用。在最近的一项工作中，Marta Luksza 和 Michael Lassig 发展了新的方法能够从当前年份流行的流感病毒基因序列出发预测病毒在下一年的变化趋势[54]。其基本思路是首先根据进化树对当前年份的病毒划分为多个分支，根据每个分支中病毒的适应度和各自频率，计算该分支在当前年份的适应度，进而预测该分支在未来一年的比例，该比例越大则该分支更有可能在未来流行。该计算方法的关键点在于如何度量流感病毒的适应度。他们提出了一个计算病毒适应度的模型，该模型认为病毒如果与过去的病毒的抗原越相似则其适应度越小。此外，抗原蛋白的稳定性也影响到病毒的适应度。前者可以用病毒之间的血凝素蛋白序列在抗原表位上的位点差异来度量，后者则用血凝素蛋白序列在非抗原表位上的位点差异来表征。Marta Luksza 和 Michael Lassig 发展的该方法能够提前一年预测出进化树上的病毒分支在未来的发展趋势，其准确率能够超过 90%。由于该方法是刚发展的新方法，其在实际应用中的效果未知。

7.1.4　讨论

1. "国际传染病基因组计划"

基于基因组学的传染病防控方法的基础在于基因组数据库的建立。随着各个国家之间交流越来越频繁，传染病的防控也是一个世界性的问题，需要全球各个国家和地区的协作。21 世纪以来几次传染病的流行都导致了全球多个国家和地区受到影响。因此，有人提出"国际传染病基因组计划"的想法[55]。该计划类似于"人类基因组计划"，在全球各个国家和地区的共同努力下，尽可能多地测定所有传染病病原体的基因组，并且建立分析和应用病原体基因组序列的平台，供所有人使用。如果这个计划能够实施，那么我们将能够更加迅速地确定传染病的源头和传播途径，以及未来可能的发展趋势。流感病毒和 HIV 病毒相对来说在测序方面做得比较好。比如说在 Influenza Virus Resource 数据库[56]中已经有超过 30 万条流感病毒的基因序列。图 7-4 展示的是在 Influenza Virus Resource 数据库中从 1990 ~ 2013 年的流感病毒基因序列数的变化，可以看到在最近 10 年，每年被测定的基因序列都在 1 万条以上。该数据库在流感病毒防控中发挥了重要的作用。比如在 2013 年禽流感 H7N9 病毒在中国地区的暴发，仅仅在一周左右的时间该病毒就被鉴定出来[28]，随后其基因组序列也被公布了。我们对于禽流感 H7N9 病毒的成功预防离不开已经积累的基因序列。然而，很遗憾的是，很多传染病病原体的基因组序列并没有被测定，或者即使被测定了，它们的信息也没有公开。这依赖于各个国家和地区的共同努力。

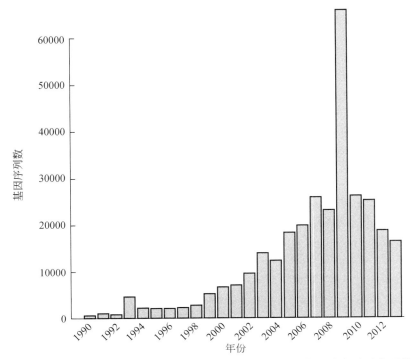

图 7-4　Influenza Virus Resource 数据库中从 1990 ～ 2013 年的病毒基因序列数

2. 病原体基因组信息有待进一步挖掘

从病原体基因组序列出发防控传染病的关键在于对病原体基因组信息的挖掘。病原体的基因组携带着病原体进化的痕迹和病原体表型的密码。现在用来推断病原体传播路径的方法主要是利用了基因组序列中简单的分子标记，如 SNP、特殊位点或者特殊片段，更复杂的基因序列模式和特征有待挖掘，比如位点之间的共进化模式[57]。对于从基因组序列出发预测病原体进化趋势的工作来说更是如此。生物的进化机制比较复杂，不仅受到其自身基因组的影响，而且环境因素影响也很大。对于传染病病原体来说，大部分主要是病毒或者细菌，其进化往往是以群体作为单元[58]，而且受到环境的影响很大。因此，预测传染病的未来演变趋势非常具有挑战性。事实表明，病原体的进化不太可能受到少数几个基因或者位点决定，必须考虑整个基因组的信息[59]。对于基因组信息的深度抽提和数学建模将是未来发展的趋势和挑战。这依赖于生物学与数学、统计学、物理学等多个领域的交叉和融合。

7.2　基于互联网大数据的传染病监测预警技术

传染病防控的关键在于疫情信息的获取与分析。传统的方法获取疫情信息主要是通过传染病监测系统，主要信息源是在医院就诊的病人，他们实际上只是受到传染病影响的很小的一部分人。此外，传统的方法费时费力，很难实时地获取疫情信息。互联网时代的到来促进了互联网虚拟社会的快速发展和壮大，越来越多的人把自己的健康信息发布到互联网，同时也更多地向互联网寻求医疗帮助。因此，互联网虚拟社会产生的大数据包含了现实社会中越来越多人的健康信息（包括疾病信息）。通过分析和挖掘互联网大数据可以实时地获取传染病疫情信息，而且简单快速高效。实践证明，基于互联网大数据不仅能够及时地发现新发传染病，实现早期的预测预警，而且能够实时地预测出传染病的流行动态。它们在传染病防控中已经发挥了重要的作用，而且随着互联网的进一步发展，以及与传统传染病防控方法的结合，它们将发挥更加重要的作用。

7.2.1　互联网传染病大数据概况

互联网技术的快速发展使得人类进入了互联网时代，越来越多的人通过互联网联系在一起形成了虚拟社会。根据最新的统计，全球的互联网用户数已经超过 30 亿 [60]，在欧美等发达国家的互联网普及率超过了 80%[61]。我们国家虽然在互联网发展上起步较晚，但是发展迅速，互联网用户数已经接近 7 亿 [62]，成为世界上网民最多的国家。尽管如此，我们国家的互联网普及率不到 50%，还有很大的发展空间。

大量的互联网用户产生了海量的互联网数据，不仅数据类型多种多样（包括新闻、社交媒体和社交网络、搜索引擎、视频、图片等），而且数据量极大，因此它是名副其实的大数据。基于互联网大数据的分析和挖掘是近年来研究和应用的热点，特别是在商业上的应用。比如在电子商务网站上已经很常见的商品智能推荐系统就是通过分析用户在互联网上的购物和行为习惯而建立的 [63]。此外，政府通过分析互联网大数据来获取公众对于政府政策的反馈、了解社会舆论，以及识别危险因素等也是目前的应用热点 [63]。

互联网技术改变了人类的生活和工作方式，同时也改变了传染病防控的方式：通过互联网上快速的信息传播，人们能够实时地了解全球各地的社会、政治和经济动态，同时也能了解关于传染病的疫情信息；社交网络和社交媒体的发展促使人们热衷于在互联网上交流和获取信息，同时分享自身的信息，包括健康信息；搜索引擎的发展改变了人们的学习方式，同时也留下了自身健康问题的痕迹。通过分析和挖掘互联网大数据，我们不仅可以尽早地得知新发传染病的疫情信息，而且可以从互联网大数据出发预测传染病的发展动态。已有的实践表明，基于互联网大数据的传染病防控非常有效。在本章中，我们将介绍基于互联网大数据实现早期传染病预警和传染病流行动态预测的一些代表性工作。

7.2.2 基于互联网大数据做传染病监测预警案例

基于互联网大数据做传染病监测已经有了很多成功的例子，并且建立了不少基于互联网数据的实时疾病监测系统，它们在传染病的防控中发挥了重要的作用。根据信息源的不同，接下来我们将详细地介绍几种非常著名的基于互联网大数据做传染病监测的方法。

1. 基于搜索引擎大数据的传染病预测预警

搜索引擎的出现颠覆了人类学习的方式，同时也极大地提高了学习效率。Google是目前为止使用最广泛和最成功的搜索引擎，其每天的搜索量超过了 50 亿次[64]。提到互联网大数据用于传染病防控，最著名的例子莫过于 Google 公司发展的 Google Flu Trends[65]（www.google.org/flutrends），简称为"谷歌流感趋势预测"，它能够实时地预测出流感流行程度（图 7-5 所示，彩图 6）。而传统的流感监测系统需要依赖从

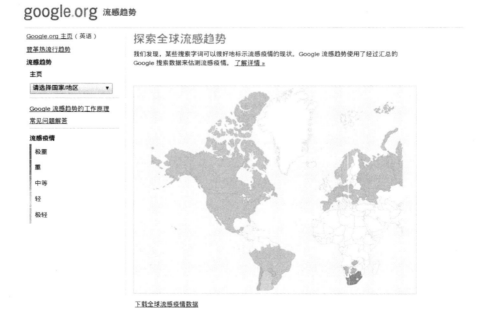

图 7-5 　"谷歌流感趋势预测"的主界面，不同的颜色表示不同的严重程度，白色表示它没有应用到的国家和地区

下而上的报告和汇总才能给出流感流行态势[66, 67]，因此它比传统的流感监测系统更早地告诉政府决策部门和公众关于流感流行的情况。目前"谷歌流感趋势预测"系统已经覆盖了 29 个国家[65]，包括欧美等主要发达国家如美国、德国、西班牙等，亚洲的日本，非洲的南非，大洋洲的澳大利亚和新西兰，以及南美洲多个国家，如巴西和阿根廷。对于大部分国家，"谷歌流感趋势预测"能够进一步给出更小行政区域（如省 / 州）的流感流行情况。在美国，它甚至能够给出对于某些城市的流感流行情况的预测。

　　"谷歌流感趋势预测"的成功应用和快速发展依赖于 Google 搜索引擎产生的大数据。为什么能够利用这些数据来做流感流行程度的预测？ Zeng 等的理论认为[68]，当一个人意识到某种症状之后首先会自己去寻找为什么会产生这种症状以及如何处理，特别是在互联网时代，人们首先会在互联网上搜索。比如一个人发热了，他可能会在网上搜索"为什么会发热"、"发热了怎么办"等。如果在流感高发季节，会有更高比例的人在互联网上做出类似的搜索。因此，从大量的搜索数据中寻找这种与流感相关的搜索，能够帮助我们确定出流感流行情况。具体来说，"谷歌流感趋势预测"的工作原理如下：首先 Google 公司的研究人员 Ginsberg 等[69]从该公司保存的大量搜索数据中确定出所有的搜索词，大约 5000 万条；然后，以每周流感病毒的真实流行情况作为标准，从 5000 万条关键词中找出其搜索频率与流感病毒的真实流行情况最相关的关键词。分析相关性最高的 100 个关键词发现，它们基本上都是流感症状、流感药物和治疗等与流感相关的词；最后，选择最相关的 45 个关键词构建线性模型，用它们在每周的搜索频率来预测流感病毒真实的流行情况。该模型得到的预测值与实际值的皮尔逊相关系数（Pearson correlation coefficient）能够超过 0.9，说明它可以比较准确地抓住流感病毒的流行。具体的方法学可以参考 Ginsberg 等在 *Nature* 上发表的论文[69]。

　　基于 Google 搜索大数据来预测流感的流行情况最早是使用美国的数据来做的。该工作发表后引起了大家对于该工作本身以及基于搜索引擎大数据做疾病监测的研究热潮，主要集中在以下几个方面：

　　（1）"谷歌流感趋势预测"是否能够应用到其他国家和地区

　　除了美国之外，"谷歌流感趋势预测"在澳大利亚[70]，新西兰[71]和欧洲[72]多个国家的预测都与当地的流感监测系统得到的流行情况符合得很好。表 7-3 展示的是"谷歌流感趋势预测"在欧洲多个国家的预测值与实际值的比较，时间为 2009 年 3 月 23 日 ~ 2010 年 3 月 28 日，来自 Valdivia 等的文章[13]可以看到，两者的相关性确实比较高，斯皮尔曼相关系数都在 0.7 以上，而且峰值的时间也比较相似。这说明"谷歌流感趋势预测"不仅在美国的效果好，在其他国家和地区的预测效果也不错。

表 7-3 "谷歌流感趋势预测"在欧洲多个国家预测的流感流行程度
与实际流感流行程度的比较

国家	综合征	相关性			
		全周期	流行前期	流行期	发病高峰
		斯皮尔曼相关系数	斯皮尔曼相关系数	斯皮尔曼相关系数	谷歌流感监测与病例监测比较
比利时	流感样疾病	0.7358	0.6929	0.8533	同 1 周
法国	流感样疾病	0.9124	0.4957	0.9678	同 1 周
匈牙利	流感样疾病	0.8959	0.3931	0.7496	同 1 周
荷兰	流感样疾病	0.8597	0.7850	0.9384	同 1 周
挪威	流感样疾病	0.8769	0.8651	0.8606	同 1 周
波兰	流感样疾病	0.7157	0.5179	0.5840	1 周前
西班牙	流感样疾病	0.7331	0.6443	0.9471	同 1 周
瑞典	流感样疾病	0.7733	0.5451	0.8704	11 周前
瑞士	流感样疾病	0.8501	0.7800	0.8783	2 周前
保加利亚	急性呼吸道感染	0.8377	0.6263	0.7260	1 周后
德国	急性呼吸道感染	0.9396	0.7370	0.9029	1 周前
俄罗斯	急性呼吸道感染	0.8479	0.8149	0.6899	1 周前
乌克兰	急性呼吸道感染	0.8144	0.7875	0.5275	同 1 周

（2）"谷歌流感趋势预测"在实际应用中的效果如何

尽管在 Ginsberg 等发表的论文中"谷歌流感趋势预测"的预测效果很好，而且在其他多个国家预测的流感流行强度与实际的流感流行程度的相关性较高，但是这并不代表它能够在实际应用中表现很好。因此，需要继续测试其实际应用效果。遗憾的是，在 2009 年新型 H1N1 流感病毒大流行初期，"谷歌流感趋势预测"严重低估了当时美国的流感疫情[73-75]，并没有及时地给出预警。此后，Google 公司的研究人员 Cook 等更新了模型[74]，使得模型能够准确地预测 2009 年流感大流行初期的疫情。然而，在 2012 ~ 2013 流感流行季节，"谷歌流感趋势预测"高估了美国的流感疫情[73-75]，使得它又一次受到舆论的质疑。当然，这并不是说"谷歌流感趋势预测"的预测效果很差，实际上它在大部分时间里的预测效果都很好，而且前面也指出它的预测值和流感实际流行情况的相关性很高，只是在某些时间点和时间段的预测上效果不理想。

（3）"谷歌流感趋势预测"能够在多大尺度上反映流感流行情况

"谷歌流感趋势预测"依赖于大量互联网用户的行为，它只能够用于互联网用户数达到一定程度的地区。在最初发展模型的时候，"谷歌流感趋势预测"主要应用于美国整个国家的尺度和各个州的尺度。它在市级尺度上的预测效果未知。由于美国的互联网普及率比较高，现在它已经尝试在美国的一些大城市中预测流感的流行[65]，如纽约、华盛顿和波士顿等。

（4）如何基于"谷歌流感趋势预测"数据做传染病的预测预警

"谷歌流感趋势预测"本身只是实时地预测出流感流行情况，它并没有给出对于流感暴发的预警和对于未来流感流行趋势的预测。因此，有不少研究工作以它产生的流感流行程度数据做基础，对流感的暴发和演变趋势做预测预警。Zhou 等发展了一个基于"谷歌流感趋势预测"数据对流感流行进行自动预警的系统[76]，一旦"谷歌流感趋势预测"预测的流感流行程度超过警戒水平就自动给出疫情预警。此外，Shaman 等发展的模型则能够提前 7 周预测出流感流行高峰的到来[77]。

（5）"谷歌流感趋势预测"是否能够扩展到其他传染病

除了流感，是否其他的传染病也能够用类似的思路来做预测？多个研究表明，确实如此，比如对于登革热病毒的研究[78, 79]。研究人员 Chan 等通过分析在巴西和印度等国家中登革热病毒相关的关键词搜索频率[79]，进而建立预测模型，能够很准确地预测该病毒的流行，预测值和实际值的相关性在 0.83 ~ 0.99。基于这些研究工作，Google 公司推出了针对登革热病毒的"谷歌登革热趋势预测"（Google Dengue Trends）系统[80]，能够实时地预测出登革热病毒的流行情况。目前，"谷歌登革热趋势预测"系统已经应用到 10 个国家，极大地帮助了政府部门更好地防控该病毒。

遗憾的是，随着 Google 公司退出中国，"谷歌流感趋势预测"和"谷歌登革热趋势预测"都没有针对中国大陆地区。由于百度在中国大陆的搜索引擎市场份额最大（超过 60%）[81]，基于百度搜索引擎大数据做疾病监测是一种更好的选择。Yuan 等通过分析与流感相关的关键词在百度的搜索情况[82]，能够比卫生部门提前 1 ~ 2 周估计出流感流行情况，而且估计值与流感的实际流行情况的相关性超过 0.95。令人欣慰的是，在 2014 年 7 月份，百度推出了自己的产品"百度疾病预测"（http://trends.baidu.com/disease）[83]，它能支持对于流感、肝炎、性病和肺结核等疾病在全国的实时动态展示，同时能够给出疾病在未来 7 天的变化趋势。尽管该服务看起来很强大，但是百度公司并没有公布其工作原理、方法学和测试效果，很难让人信服，而且其实际效果有待进一步检验。

2. 基于社交媒体的传染病监测

除了搜索引擎，互联网时代另外一个重要的标志是社交媒体的兴起。在北美和欧洲等西方发达国家和地区，Facebook 和 Twitter 已经成为非常流行的网络交流工具；在国内，微博也成为大家日常使用的工具。据统计，每天在 Twitter 上的消息超过 5000

万条[84]，每天在新浪微博上发表的微博接近两亿条[85]。如此庞大的信息也能够帮助我们做流感监测。类似于前面的搜索引擎大数据，人们在意识到某种症状发生后，会倾向于在社交媒体上展示自己的健康状况，包括其症状描述。在流感病毒流行较多的时候，相应的会有更多的人在社交媒体中展示自己的疾病状态。因此，通过分析社交媒体中与某种疾病相关的表达，可以用来预测该疾病的流行情况。比如研究人员通过分析包含有流感或者相关症状的博客或者微博出现的频率，发现它们与真实的流感流行情况呈现中等程度的相关（相关系数在 0.5 ~ 0.7）[86-88]。虽然这些工作得到的相关性都比基于搜索引擎大数据分析得到的相关性要低，但是最近 David 等通过分析维基百科中与流感和健康相关的条目被查看的频率[89]，进而建立泊松模型，能够比"谷歌流感趋势预测"更加准确地预测流感流行强度。这说明只要深入地分析和挖掘社交媒体大数据，我们有可能找到更合理地反映传染病流行趋势的信息，进而更准确地预测传染病的流行。

3. 基于健康事件的数字化监测系统

上述基于搜索引擎和社交媒体大数据的传染病监测方法近年来取得了很大的进展。然而，早在 1997 年就已经产生了一个基于互联网数据的传染病早期预警系统——"全球公共健康情报网络"（Global Public Health Intelligence Network，GPHIN）[90-92]。它由加拿大公共卫生署建立，同时也是世界卫生组织下属的全球疫情警报响应网络[93]的组成部分。"全球公共健康情报网络"成立的初衷是想研究使用互联网持续的监测全球的健康事件是否可行和有效[91]。它每天 24 小时实时地监测全球各个国家和地区公开发布的媒体信息（包括网页和新闻），找出所有的健康事件[91]，包括疾病和传染病暴发、食品和水污染、生物恐怖事件、自然灾难以及药品和医疗器械的安全性问题等，一旦有异常出现就及时地给出预警。最开始的时候该系统只支持英语和法语，现在它还能支持汉语、阿拉伯语、波斯语、俄语、西班牙语和葡萄牙语等多种语言，这使得它能够搜索到更多的媒体数据。

"全球公共健康情报网络"从成立至今已经在全球传染病早期预警起到了重要的作用。据报道，即使在它成立的初期（1998 年 7 月 ~ 2001 年 8 月，当时只支持英语和法语），世界卫生组织确认的 578 次健康事件暴发中，有 56% 是通过"全球公共健康情报网络"首先发现的[91]。它的预警功能在 2002 年 SARS 暴发中进一步得到验证。该系统最早收集到中国广东地区疾病暴发信息的时间为 2002 年 11 月 27 日[91]，此后它也陆续发布了不少关于中国广东地区疾病暴发的信息。然而，直到 2003 年 2 月 25 日，世界卫生组织才发布第一份报告通知公众关于 SARS 的暴发。

"全球公共健康情报网络"的工作过程包括 3 个步骤[91]：自动信息处理、人工分析与处理以及语言转换。在自动信息处理部分，"全球公共健康情报网络"中的软件以 15 分钟为时间间隔把所有与健康事件相关的新闻和网页抓取过来，通过严格的筛选和过滤把这些信息进行分类，主要包括 8 类，如动物疾病、人类疾病、自然灾害等。然后，对于每条信息通过专门的算法计算其属于该类的相关性打分。如果该打分超过了事先设定的阈值，则对该信息进行发布和预警；否则，丢弃该信息。人工处理部分主要是处理那些相关性打分介于信息发布和信息丢弃的阈值之间的信息，对丢弃信息进行重新分析确保没有遗漏重要的信息，以及深入分析事件之间的关联和趋势预测等。语言转换部分主要是指把该系统识别到的健康事件暴发信息和预警信息在不同语言之间进行转换，比如把其他语言表达的信息转换成中文，这样做主要是为了使用户获取更加全面的疫情信息。

近年来"健康地图"（HealthMap）发展得非常快[94]，基本上已经取代了"全球公共健康情报网络"。它是波士顿儿童医院于 2006 年建立的基于互联网数据的疾病暴发监测和公共卫生威胁监测系统。类似于"全球公共健康情报网络"，其基本思路也是从全世界的媒体信息中抓取与疾病暴发信息，其不同之处在于它会自动把这些抓取的信息对应到地图上，用户通过互联网可以非常直观地了解当前疫情信息，特别是用户所在地区的传染病疫情和其他各种公共卫生威胁。此外，"健康地图"还提供了一种能搜集用户主动上报疾病和疫情信息的软件，如"Flu Near You"[95]。

4. Flu Near You

从互联网上搜集到的疾病和传染病信息的噪声太多，即使通过复杂的算法也很难去掉。如果疾病患者能够主动上报其疾病信息，则这种信息肯定会更加准确。正是在这样的背景下，一种用户主动参与的传染病监测方法产生了"Flu Near You"。它是"健康地图"项目中开发的专门用来展示和收集流感疫情信息的一款手机软件。用户安装该软件之后既可以在地图上查看自己周围以及更大范围内的流感疫情，也可以定期上传自己的健康状况，不管是否有流感症状都可以提交。该软件会根据用户上传的疫情信息实时地更新流感疫情。图 7-6（彩图 7）表示的是"Flu Near You"根据其从用户获取的疫情信息展示的美国各个州的流感疫情。每个点表示一位用户提交的健康状况，浅蓝色、浅黄色和橘黄色分别表示健康、有症状和有流感样症状的用户。

5. 传染病舆情分析

舆情分析是指分析公众舆论对于某个特定问题的关注度。由于传染病能够在人们之间传播，如果公众对于某个传染病的了解不够，很容易受到谣言的误导而陷入盲目的恐慌，导致社会不稳定。因此，分析公众对于传染病的关注度能够帮助政府部门更好地维护社会稳定[96]。百度指数是以百度搜索引擎产生的大数据为基础的数据分享平

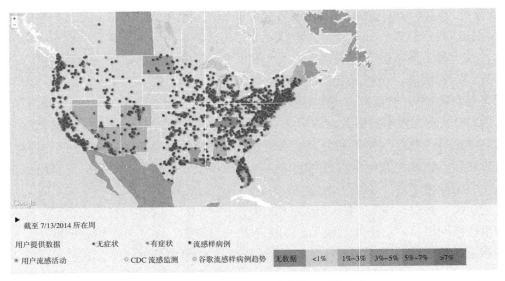

图 7-6　"Flu Near You"展示的美国各个州的流感疫情（图片来自 https://fluneryou.org）

台 [97]，能够告诉用户某个关键词在百度的搜索规模有多大，一段时间内的涨跌态势以及相关的新闻舆论变化。通过分析与传染病相关关键词的百度指数，可以很容易地看出公众对于该传染病的关注度。一个很明显的例子是在 2013 年禽流感 H7N9 病毒在中国的暴发，通过搜索关键词"H7N9"可以看出在 2013 年 4 月份，公众对于该病毒的关注迅速提高，但是随后也迅速降低，直到 2014 年初又有一定的升高。虽然 2014 年初暴发的 H7N9 疫情比 2013 年春天暴发的 H7N9 疫情更加严重，但是公众对此的关注度已经大大降低，说明通过政府和媒体的宣传，公众对于该病毒也有了更多认识，没有出现恐慌。

类似百度指数（图 7-7），作为中国大陆地区社交媒体代表的新浪微博推出了微指数 [98]，它同样是基于大量用户发表的微博大数据，从中抽提特征，采用科学计算方法统计得出的反映不同事件领域发展状况的多维指标。与百度指数稍微有所不同的是，微指数是基于微博数据，而微博的社交媒体属性使得微指数的变化更加迅速，时效性更强。

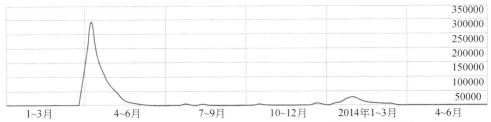

图 7-7　关键词"H7N9"从 2013 年 1 月 ~ 2014 年 7 月份的百度指数变化（数据来自百度指数 www.index.baidu.com）

7.2.3　基于互联网大数据的传染病监测方法与传统的监测技术比较

基于互联网大数据的传染病监测与预测预警是互联网时代发展的必然：一方面，互联网的普及产生了海量的数据；另一方面，传统监测系统的信息化程度越来越高，积累的监测数据也越来越多。两类数据的结合与碰撞自然而然产生了基于互联网大数据做传染病监测的思路和方法。相比传统的传染病监测方法，基于互联网大数据的传染病监测方法有很多优点：

第一，基于互联网大数据的监测方法简单高效，而且成本很低。我们知道，传统的传染病监测主要依赖于从下到上的层次监测系统的运转[66, 67]，中间环节很多，导致监测结果不能实时地产生和公布。对于传播能力较强的传染病来说，更早地控制其传播非常重要，而防控措施的制订依赖于监测结果。此外，监测系统中涉及很多的人力和物力，其运行成本也很高。以我们国家的流感监测网络为例[67]，全国共有超过 500个哨点医院，每个医院每天会把流感样病例的样本上报给地方的疾病预防控制中心，然后再上报到国家疾病预防控制中心，最后再由国家疾病预防控制中心以周为时间单位发布全国的疫情信息。基于互联网大数据的监测方法则能够实现实时的疫情公开，而且其运行成本也可以忽略不计。比如上面提到的"谷歌流感趋势预测"每天都实时地展示某个城市、国家或者地区流感的流行状况，比传统的监测系统能够提前至少一周的时间；"Flu Near You"能够根据用户提交的健康状况实时地更新流感疫情。对于偏远的国家和地区，或者传统监测系统没有覆盖到的国家和地区，基于互联网大数据的传染病监测能够帮助政府部门掌握更全面的疫情信息。

第二，互联网大数据能够获取更多病人的信息。Zeng 等把病人寻求医疗帮助的行为分为四个阶段[68]：首先是意识到症状的产生，然后病人会试图去解释出现这些症状的原因，接下来病人会把这些症状表征为某种疾病，最后才是去医院治疗。这四个阶段中，传统的监测系统只是抓住了最后一部分病人，而互联网大数据则能够抓住中间两个阶段的病人，因为他们很有可能会通过网络寻求帮助，或者表达自己的状态。此外，还有一个重要的问题是如果症状很轻微，很多病人根本不会去医院和其他医疗机构。比如说在一次流感流行中有 20% 的人被流感病毒感染，只有 10% 的人会出现临床症状，2% 的人可能会去医院寻求帮助[61]。因此，实际上传统的流感监测系统最多只能够抓住2% 的流感感染者，而可能被互联网获取其疾病状态的感染者占到 10%。如果考虑到现在越来越多的用户主动地参与传染病监控，比如通过"Flu Near You"上报其健康状况，那通过互联网得到病人信息的比例会更高。

任何事物都有其两面性。除了上述提到的优点，基于互联网大数据的监测也有其固有的缺点。首先，互联网大数据的噪声很大[63, 99]，有效信息含量低，很难从中准确地抽提有意义的数据。这并不等于说大部分互联网数据都是垃圾。互联网就像一个大熔炉，把各种各样的数据混在一起，形成"你中有我，我中有你"的局面。对于绝大部分人来说，需要的信息仅仅是其中很小的部分，要想获取它们有点类似于大海捞针。对于传染病监测来说，我们需要的是用户分享其疾病状态和寻求医疗帮助的信息，而这种真实的信息经常被广告和网络媒体掩盖得踪影全无，只有用到专门的大数据分析与挖掘算法才更可能找到它们，比如"谷歌流感趋势预测"中用到的分析方法。

第三，互联网技术发展太快，新技术的出现可能会彻底颠覆之前用于监测的数据源。比如 Facebook 从 2004 年开始创建至今已经积累了超过 10 亿用户[100]，从而产生了海量的数据。同时，用户在互联网上的行为和表达方式也很容易改变，这给基于互联网大数据建立模型造成很大的麻烦。传统的模型一般是在对某个事物的运行机理研究清楚之后建立的，而且建立之后一般很少改变。基于互联网大数据的模型一般是通过大量的相关性分析和模型选择而来，很少反映事物的本质。因此，一旦用户在互联网上的行为发生改变，模型也需要更新。这个问题在"谷歌流感趋势预测"中体现得比较明显[73]。"谷歌流感趋势预测"最初的模型仅仅包含 45 个搜索关键词作为变量，它在 2009 年新型 H1N1 病毒大流行的初期严重低估了流感疫情，此后 Google 公司的研究人员 Cook 等更新了模型[74]，增加了更多的变量，使得模型与实际疫情更加吻合。这充分地说明建立动态模型的重要性。

第四，基于互联网大数据的传染病监测依赖于用户的群体行为，特别是基于大的用户群体能够更加准确地反映真实的传染病流行情况，而对于少数用户的行为则可能出现较大的偏差。这和大数据分析技术有关。考虑到大数据中大量噪声的存在，对于它们的分析主要是依赖于统计学方法和技术，从群体水平上分析数据中的规律，对于群体中个体的特殊性很难考虑到。因此，基于互联网大数据的传染病监测能够比较准确地告诉我们整个国家或地区的传染病流行状况，而对于某个城市和某个乡镇的传染病流行则很难准确地推断。但是，随着越来越多的人使用互联网以及参与主动的传染病监测，这种状况会慢慢地改善。

第五，互联网大数据一般存储在公司的服务器，很少有公司会完全开放其数据。在大数据时代，谁拥有数据就等于拥有财富，因此一般情况下公司不会公开其获取的用户数据。不管是国内的百度、腾讯，还是美国的 Google 与 Facebook，其数据都很难获取。唯一的例外是美国社交媒体 Twitter，该公司于 2014 年 2 月宣布将把 2006 年以来的所有数据免费提供给研究人员[101]，这将极大地促进基于 Twitter 数据的传染病监测。

7.2.4 基于互联网大数据传染病监测预警展望

互联网技术的发展会使得基于互联网大数据的传染病监测在传染病防控中起到越来越大的作用，但它终究无法取代传统的传染病监测方法，因此两者的融合是未来发展的趋势。在未来的传染病监测中，传统的监测系统将越来越多地采用互联网的方法和技术。这种趋势在美国等发达国家已有所体现。比如研究人员 Scarpino 等把"谷歌流感趋势预测"也作为一个虚拟的社区流感样病例报告者[102]，在得克萨斯州的实验表明，它的效果与综合 44 个实际报告者的数据相当，如果整合"谷歌流感趋势预测"与其他实际报告者的数据，能够得到最好的监测效果。

　　基于互联网大数据的传染病监测虽然有很大的价值，然而其建立的时间相对较短，而且其效果还有待进一步检验，因此它在传染病监测中的应用还不够多。在未来的研究中需要更多地测试已有的这些系统的实际效果，同时还需要开发出更多基于互联网大数据的传染病监测系统。此外，怎样与传统的传染病监测系统有机地结合也是一个重要的问题[103]。

参 考 文 献

[1] 维基百科 . SARS 事件 . http://zh.wikipedia.org/zh-cn/SARS%E4%BA%8B%E4%BB%B6[2014-5-1].

[2] Guan Y, Zheng BJ, He YQ, et al. Isolation and characterization of viruses related to the SARS coronavirus from animals in Southern China. Science, 2003, 302:276-278.

[3] Rota PA, Oberste MS, Monroe SS, et al. Characterization of a novel coronavirus associated with severe acute respiratory syndrome. Science, 2003, 300:1394-1399.

[4] Prevention CfDCa. Overview of Influenza Surveillance in the United States. http://www.cdc.gov/flu/weekly/overview.htm[2014-6-2].

[5] 中国国家流感中心 . http://www.cnic.org.cn/chn/[2014-10-3].

[6] 维基百科 . 基因组学 . http://zh.wikipedia.org/wiki/%E5%9F%BA%E5%9B%A0%E7%BB%84%E5%AD%A6[2014-1-1].

[7] Maxam AM, Gilbert W. A new method for sequencing DNA. Proceedings of the National Academy of Sciences of the United States of America, 1977, 74:560-564.

[8] Gilbert W, Maxam A. The nucleotide sequence of the lac operator. Proceedings of the National Academy of Sciences of the United States of America, 1973, 70:3581-3584.

[9] Sanger F, Coulson AR. A rapid method for determining sequences in DNA by primed synthesis with DNA polymerase. Journal of Molecular Biology, 1975, 94:441-448.

[10] Sanger F, Nicklen S, Coulson AR. DNA sequencing with chain-terminating inhibitors. Proceedings of the National Academy of Sciences of the United States of America, 1977, 74:5463-5467.

[11] Sanger F, Air GM, Barrell BG, et al. Nucleotide sequence of bacteriophage phi X174 DNA. Nature, 1977, 265:687-695.

[12] Science. Special Issue about human genome. http://www.sciencemag.org/content/291/5507.toc[2001-12-1].

[13] Fleischmann RD, Adams MD, White O, et al. Whole-genome random sequencing and assembly of Haemophilus influenzae Rd. Science, 1995, 269:496-512.

[14] Lander ES, Linton LM, Birren B, et al. Initial sequencing and analysis of the human genome. Nature, 2001, 409:860-921.

[15] Venter JC, Adams MD, Myers EW, et al. The sequence of the human genome. Science, 2001, 291:1304-1351.

[16] Staden R. A strategy of DNA sequencing employing computer programs. Nucleic Acids Res, 1979, 6:2601-2610.

[17] Wetterstrand KA. DNA Sequencing Costs: Data from the NHGRI Genome Sequencing Program (GSP). www.genome.gov/sequencingcosts[2014-11-20].

[18] Hayden EC. Technology: The $1,000 genome. Nature, 2014, 507:294-295.

[19] Wikipedia. Whole genome sequencing. http://en.wikipedia.org/wiki/Whole_genome_sequencing #2014[2014-11-30].

[20] Shendure J, Ji HL. Next-generation DNA sequencing. Nat Biotechnol, 2008, 26:1135-1145.

[21] Schadt EE, Turner S, Kasarskis A. A window into third-generation sequencing. Hum Mol Genet, 2010, 19:R227.

[22] Wekipedia. DNA sequencing. http://en.wikipedia.org/wiki/DNA_sequencing[2014-10-1].

[23] Ziheng Y. Computational Molecular Evolution. London: Oxford University Press, 2006.

[24] Bouckaert R, Heled J, Kuhnert D, et al. BEAST 2: a software platform for Bayesian evolutionary analysis. PLoS Computational Biology, 2014, 10:e1003537.

[25] Tamura K, Stecher G, Peterson D, et al. MEGA6: Molecular Evolutionary Genetics Analysis version 6.0. Molecular Biology and Evolution, 2013, 30:2725-2729.

[26] Felsenstein JP. http://evolution.genetics.washington.edu/phylip.html[2014-11-20].

[27] Guindon S, Dufayard JF, Lefort V, et al. New algorithms and methods to estimate maximum-likelihood phylogenies: assessing the performance of PhyML 3.0. Systematic Biology, 2010, 59:307-321.

[28] Gao R, Cao B, Hu Y, et al. Human infection with a novel avian-origin influenza A (H7N9) virus. The New England Journal of Medicine, 2013, 368:1888-1897.

[29] Wang Jingjing PY. H7N9 Spatial and Temporal Analysis Platform. http://biocloud.hnu.edu.cn// h7n9analysisen/index.php[2014-10-30].

[30] Zhang Q, Shi J, Deng G, et al. H7N9 influenza viruses are transmissible in ferrets by respiratory droplet. Science, 2013, 341:410-414.

[31] Tharakaraman K, Jayaraman A, Raman R, et al. Glycan receptor binding of the influenza A virus H7N9 hemagglutinin. Cell, 2013, 153:1486-1493.

[32] Wu A, Su C, Wang D, et al. Sequential reassortments underlie diverse influenza H7N9 genotypes in China. Cell Host & Microbe, 2013, 14:446-452.

[33] Kageyama T, Fujisaki S, Takashita E, et al. Genetic analysis of novel avian A(H7N9) influenza viruses isolated from patients in China, February to April 2013. Euro surveillance : bulletin Europeen sur les maladies transmissibles = European communicable disease bulletin, 2013, 18:20453.

[34] Shi JZ, Deng GH, Liu PH, et al. Isolation and characterization of H7N9 viruses from live poultry markets-Implication of the source of current H7N9 infection in humans. Chinese Sci Bull, 2013, 58:1857-1863.

[35] Lam TT, Wang J, Shen Y, et al. The genesis and source of the H7N9 influenza viruses causing human infections in China. Nature, 2013, 502:241-244.

[36] Song HD, Tu CC, Zhang GW, et al. Cross-host evolution of severe acute respiratory syndrome coronavirus in palm civet and human. Proceedings of the National Academy of Sciences of the United States of America, 2005, 102:2430-2435.

[37] Haagmans BL, Andeweg AC, Osterhaus AD. The application of genomics to emerging zoonotic viral diseases. PLoS Pathogens, 2009, 5:e1000557.

[38] Tang XC, Zhang JX, Zhang SY, et al. Prevalence and genetic diversity of coronaviruses in bats from China. Journal of Virology, 2006, 80:7481-7490.

[39] Li WH, Zhang CS, Sui JH, et al. Receptor and viral determinants of SARS-coronavirus adaptation to human ACE2. Embo J, 2005, 24:1634-1643.

[40] Beerli P. MIGRATE-N:estimation of population sizes and gene flow using the coalescent. http://popgen. sc.fsu.edu/Migrate/Migrate-n.html[2014-10-30].

[41] Parker J, Rambaut A, Pybus OG. Correlating viral phenotypes with phylogeny: accounting for phylogenetic uncertainty. Infection, Genetics and Evolution : Journal of Molecular Epidemiology and Evolutionary Genetics in Infectious Diseases, 2008, 8:239-246.

[42] Gardy JL, Johnston JC, Ho Sui SJ, et al. Whole-genome sequencing and social-network analysis of a tuberculosis outbreak. The New England Journal of Medicine, 2011, 364:730-739.

[43] Organization WH. Cumulative number of confirmed human cases of avian influenza A(H5N1) reported to WHO,24 January 2014. http://www.who.int/influenza/human_animal_interface/H5N1_cumulative_table_archives/en/[2014-1-24].

[44] Wallace RG, Hodac H, Lathrop RH, et al. A statistical phylogeography of influenza A H5N1. Proceedings of the National Academy of Sciences of the United States of America, 2007, 104:4473-4478.

[45] Lemey P, Rambaut A, Drummond AJ, et al. Bayesian phylogeography finds its roots. PLoS Computational Biology, 2009, 5:e1000520.

[46] Du X, Dong L, Lan Y, et al. Mapping of H3N2 influenza antigenic evolution in China reveals a strategy for vaccine strain recommendation. Nature Communications, 2012, 3:709.

[47] Organization WH. WHO Global Influenza Surveillance Network (GISN) Surveillance and Vaccine Development. http://www.influenzacentre.org/centre_GISN.htm[2014-11-30].

[48] Stephenson I, Heath A, Major D, Newman RW, Hoschler K, Junzi W, et al. Reproducibility of serologic assays for influenza virus A (H5N1). Emerg Infect Dis, 2009, 15:1252-1259.

[49] Smith DJ, Lapedes AS, de Jong JC, et al. Mapping the antigenic and genetic evolution of influenza virus. Science, 2004, 305:371-376.

[50] Yousong Peng YZ, Honglei Li, Kenli Li, et al. Bioinformatics platform for human influenza H3N2 antigenic surveillance. http://biocloud.hnu.edu.cn/influ411/html/index.php[2014-11-30].

[51] WHO. WHO recommendations on the composition of influenza virus vaccines. http://www.who.int/influenza/vaccines/virus/recommendations/en/[2014-11-30].

[52] Bush RM, Bender CA, Subbarao K, et al. Predicting the evolution of human influenza A. Science, 1999, 286:1921-1925.

[53] Bush RM, Fitch WM, Bender CA, et al. Positive selection on the H3 hemagglutinin gene of human influenza virus A. Molecular Biology and Evolution, 1999, 16:1457-1465.

[54] Luksza M, Lassig M. A predictive fitness model for influenza. Nature, 2014, 507:57-61.

[55] Rajesh Gupta MHM, Frank R. Rijsberman. Can an Infectious Disease Genomics Project Predict and Prevent the Next Pandemic? PLoS Biology, 2009, 7(10): e1000219.

[56] Bao Y, Bolotov P, Dernovoy D, et al. The influenza virus resource at the National Center for Biotechnology Information. Journal of Virology, 2008, 82:596-601.

[57] Du X, Wang Z, Wu A, et al. Networks of genomic co-occurrence capture characteristics of human influenza A (H3N2) evolution. Genome Research, 2008, 18:178-187.

[58] Domingo E, Baranowski E, Ruiz-Jarabo CM, et al. Quasispecies structure and persistence of RNA viruses. Emerg Infect Dis, 1998, 4:521-527.

[59] Nelson MI, Holmes EC. The evolution of epidemic influenza. Nature reviews Genetics, 2007, 8:196-205.

[60] Union IT. World Telecommunication Development Conference 2014. http://www.itu.int/en/ITU-D/Conferences/WTDC/WTDC14/Pages/default.aspx[2014-7-22].

[61] Milinovich GJ, Williams GM, Clements ACA, et al. Internet-based surveillance systems for monitoring emerging infectious diseases. Lancet Infect Dis, 2014, 14:160-168.

[62] 中国互联网络信息中心. 第 33 次中国互联网络发展状况统计报告, 2014.

[63] Cukier VM-SaK. Big Data: A Revolution That Will Transform How We Live, Work, and Think. Boston: Houghton Mifflin Harcourt Publishing Company, 2013.

[64] Stats IL. Google Search Statistics. http://www.internetlivestats.com/google-search-statistics/[2014-9-12].

[65] Google. Google Flu Trends. http://www.google.org/flutrends/[2014-9-12].

[66] Prevention CfDCa. Overview of Influenza Surveillance in the United States. http://www.cdc.gov/flu/weekly/overview.htm[2014-9-12].

[67] 中国国家流感中心. http://www.cnic.org.cn/chn/[2014-9-12].

[68] Zeng X, Wagner M. Modeling the effects of epidemics on routinely collected data. Proceedings / AMIA Annual Symposium AMIA Symposium, 2001:781-785.

[69] Ginsberg J, Mohebbi MH, Patel RS, et al. Detecting influenza epidemics using search engine query data. Nature, 2009, 457:1012-U4.

[70] Kelly H, Grant K. Interim Analysis of Pandemic Influenza（H1N1）2009 in Australia: Surveillance Trends, Age of Infection and Effectiveness of Seasonal Vaccination. Eurosurveillance, 2009, 14:6-10.

[71] Wilson N, Mason K, Tobias M, et al. Interpreting "Google Flu Trends" Data for Pandemic H1N1 Influenza: The New Zealand Experience. Eurosurveillance, 2009, 14:19-21.

[72] Valdivia A, Lopez-Alcalde J, Vicente M, et al. Monitoring influenza activity in Europe with Google Flu Trends: comparison with the findings of sentinel physician networks - results for 2009-10. Eurosurveillance, 2010, 15:2-7.

[73] Olson DR, Konty KJ, Paladini M, et al. Reassessing Google Flu Trends data for detection of seasonal and pandemic influenza: a comparative epidemiological study at three geographic scales. PLoS Computational Biology, 2013, 9:e1003256.

[74] Cook S, Conrad C, Fowlkes AL, et al. Assessing Google flu trends performance in the United States during the 2009 influenza virus A（H1N1）pandemic. PloS one, 2011, 6:e23610.

[75] Lazer D, Kennedy R, King G, et al. The Parable of Google Flu: Traps in Big Data Analysis. Science,

2014; 343:1203-1205.

[76] Zhou X, Li Q, Zhu Z, et al. Monitoring epidemic alert levels by analyzing Internet search volume. IEEE Transactions on Bio-medical Engineering, 2013, 60:446-452.

[77] Shaman J, Karspeck A. Forecasting seasonal outbreaks of influenza. Proceedings of the National Academy of Sciences of the United States of America, 2012, 109:20425-20430.

[78] Althouse BM, Ng YY, Cummings DA. Prediction of dengue incidence using search query surveillance. PLoS Negl Trop Dis, 2011, 5:e1258.

[79] Chan EH, Sahai V, Conrad C, et al. Using Web Search Query Data to Monitor Dengue Epidemics: A New Model for Neglected Tropical Disease Surveillance. Plos Neglect Trop D, 2011: 5.

[80] Google. Google Dengue Trends. http://www.google.org/denguetrends/intl/zh_cn/[2014-9-12].

[81] CNZZ 数据中心 . 搜索引擎使用情况分析报告 . http://engine.data.cnzz.com/[2014-9-12].

[82] Yuan Q, Nsoesie EO, Lv B, et al. Monitoring influenza epidemics in china with search query from baidu. PloS one. 2013; 8:e64323.

[83] 百度 . 百度疾病预测 . http://trends.baidu.com/disease/[2014-9-12].

[84] Brain S. Twitter Statistics. http://www.statisticbrain.com/twitter-statistics/[2014-9-12].

[85] 新浪 . 新浪微博数据服务 . http://a.weibo.com/proc/productintrodetail.php?type=data&[2014-9-12].

[86] Corley CD, Cook DJ, Mikler AR, et al. Using Web and Social Media for Influenza Surveillance. Advances in Computational Biology, 2010, 680:559-564.

[87] Corley CD, Cook DJ, Mikler AR, et al. Text and structural data mining of influenza mentions in Web and social media. International Journal of Environmental Research and Public Health, 2010, 7:596-615.

[88] Chew C, Eysenbach G. Pandemics in the Age of Twitter: Content Analysis of Tweets during the 2009 H1N1 Outbreak. PloS one, 2010, 5(11): e14118.

[89] McIver DJ, Brownstein JS. Wikipedia Usage Estimates Prevalence of Influenza-Like Illness in the United States in Near Real-Time. PloS Comput Biol, 2014, 10(4): e1003581.

[90] Mykhalovskiy E, Weir L. The Global Public Health Intelligence Network and early warning outbreak detection: a Canadian contribution to global public health. Canadian journal of public health = Revue canadienne de sante publique, 2006, 97:42-44.

[91] Blench AMaM. Global Public Health Intelligence Network. 2005. http://en.wikipedia.org/wiki/Global_Public_Health_Intelligence_Network[2015-9-13]

[92] Wikipedia. Global Public Health Intelligence Network, 2014, http://en.wikipedia.org/wiki/Global_Public_Health_Intelligence_Network[2015-7-22].

[93] WHO. Global Outbreak Alert & Response Network. http://www.who.int/csr/outbreaknetwork/en/[2015-7-22].

[94] HealthMap. http://healthmap.org/zh/[2015-7-22].

[95] Flu Near You. https://flunearyou.org/[2015-7-22].

[96] Gu H, Chen B, Zhu H, et al. Importance of Internet surveillance in public health emergency control and prevention: evidence from a digital epidemiologic study during avian influenza A H7N9 outbreaks. Journal of Medical Internet Research, 2014, 16:e20.

[97] 百度 . 百度指数 . http://index.baidu.com/[2015-7-22].

[98] 微博. 微指数. http://data.weibo.com/index[2015-7-22].

[99] Liu B. Web Data Mining: Exploring Hyperlinks, Contents, and Usage Data, 2nd ed. New York: Springer, 2011.

[100] The Top 20 Valuable Facebook Statistics – Updated June 2014. https://zephoria.com/social-media/top-15-valuable-facebook-statistics/[2015-7-22].

[101] Moyer MW. Twitter to Release All Tweets to Scientists. Scientific American. https: www. scientificamerican. com/article/twitter-to-release-all-tweets-to-scientists-a-trove-of-billions-of-tweets-will-be-a-research-boon-and-an-ethical-dilemma/[2014-6-1].

[102] Scarpino SV, Dimitrov NB, Meyers LA. Optimizing provider recruitment for influenza surveillance networks. PLoS Computational Biology, 2012, 8:e1002472.

[103] Khan AS, Fleischauer A, Casani J, et al. The Next Public Health Revolution: Public Health Information Fusion and Social Networks. American Journal of Public Health, 2010, 100:1237-1242.

第8章　全球生物安全与生物监测

8.1　导言

如今，生物安全已成为最重要的国家安全之一。2014年埃博拉病毒病在西非再次出现，并导致了11 000多人死亡[1]。该疾病在西非地区及其他国家的暴发造成了严重的公共健康负担，并极大地威胁着这些国家的国家安全。人类安全重于一切。因此，它引起了人们对新发突发传染病监测的关注，从而达到抑制此类传染病在全球传播的目的。早在2012年，美国总统奥巴马便签署了国家生物监测战略法案，由此希望加强美国的生物监测力度，提供公共健康威胁预警及态势感知，服务于决策[2]。2001年美国炭疽攻击事件之后，生物监测受到了前所未有的关注，并开始利用这一技术来确保生物安全。当前，生物威胁日益复杂，包括重大传染疾病、生物事故、生物恐怖袭击、生物战等。如今，作为国家安全的重要部分，生物安全已演变成全球性安全议题，不仅影响着公众健康也影响着经济运行和社会稳定。

全球商业与旅游的开放及快速发展，对人类、动物及植物具有毁灭性危害的传染疾病的出现和再次出现，以及生物恐怖袭击，使得生物安全越来越受到人们的关注。相应的，从传统的传染病监测、生物恐怖袭击监测到全球各种健康威胁的监测，生物监测的意义与范围也在不断发展。为了迎接来自生物威胁的不断挑战，根据当前生物监测与其相关因素进行国际合作的全球战略，从而加强生物监测的能力迫在眉睫。当前生物安全问题，包括重大传染疾病、生物恐怖袭击以及其他生物安全问题形成了全面威胁，从而极大地影响到国家安全，甚至是全球安全。生物监测能够提供生物安全威胁的预警和态势感知。但是，在响应潜在的生物安全威胁方面，当前的生物监测系统却面临着巨大挑战，包括因技术短缺对其性能产生的影响、管理不完整对其效率的限制及国际合作匮乏对其延伸范围的限制。因此，有必要加强国际合作、跨部门整合以及高科技的跨学科融合，从而在对生物监测进行统一有效管理的前提下，实现技术共享、信息共享、专家共享和资源共享。

8.2　生物安全威胁及其对国家安全的影响

作为国家安全的一个重要部分，生物安全不仅与人类的健康与生命息息相关，也在破坏动物、植物及其他环境或资源的同时影响着人类的生存。生物安全是指一个国家通过抵制生物事件及相关风险因素的影响保证国家安全与利益的地位或能力[3]。历史上，传染性流行疾病的暴发甚至能够瓦解一个国家的政权。例如，伊朗的鼠疫最终推翻了伊拉克马穆鲁克王朝。1918年，"西班牙流感"的暴发夺取了2000万到1亿人的生命，并改变了第一次世界大战的进程。

澳大利亚的独立智囊团——洛伊国际政策研究所于2006年做出预估，在最不利的情况下，流感的大暴发能够使全球经济产出损失4.4万亿美元。美国2005年的两个报告中指出，流感的大暴发能够让美国出现严重的经济衰退现象，损失5000亿~6750亿美元[4]。

8.2.1　重大传染疾病

高度发达的商业与交通促进了传染病在全球的传播。据报告，8%来自工业发达国家的游客在抵达发展中国家后会出现生病现象，从而会在旅行期间或旅行后寻求卫生保健。因此在一天或甚至几个小时内，病原微生物也随着发达的全球交通网络迅速向全球其他地区传播，而传播时间远远短于大多数传染病的潜伏期，从而大大威胁着全世界公众的健康及生物安全。

随着人类活动范围的不断扩大，过去只在动物之间传播的一些病原体也开始在人类之间传播[5]。传染病在各种物种，包括人类、动物与昆虫之间传播，有时，也会突破动物与人类之间的障碍。据估计，70%新出现的传染病都来自动物体。如今，全世界正面临着传染病的高度威胁，哪个国家都很难仅靠自己的力量有效控制传染病的传播。原来的传染病可能会以新的形式再次出现，从而产生新的生物安全威胁，特别是当这种疾病进入一个新的环境时。例如，过去埃博拉病毒只会在非洲偏远山区暴发，规模较小，2013年的总感染人数只为约2400人，但是到2014年，该病毒的暴发范围就变得更广了，也会在大城市暴发，结果导致了28 000多个病例及11 000多人死亡，这一数量远远大于过去数量的总和[6]。

这一类生物安全可在某种程度上对国家安全或经济的发展产生某些影响。例如，2003年SARS导致中国国内生产总值下降了0.5%，而早期对流行性疾病信息的隐瞒影响了当时政府的公信力。2014年埃博拉病毒的暴发也对西非国家的经济产生了严重影响。一项研究表明，几内亚、利比里亚与塞拉利昂因埃博拉病毒病而产生的社会成本达到8200万~3.56亿美元[7]。

8.2.2　生物恐怖袭击与生物事故

生物安全威胁也来自故意使用生物方法的行为，如使用生物战剂[8]进行的生物恐怖袭击或故意损坏、破坏人类文明的行为。其中，2001 年美国炭疽攻击事件就是一次著名的生物恐怖袭击事件，引起了巨大的社会恐慌并促进了反生物恐怖袭击政策的制订。生物恐怖袭击具有隐瞒与欺骗性质。随着生物技术门槛及成本的降低，生物恐怖袭击的形式也在不断变化，从而呈现出各种方法和潜在类型。此外，一些偏激者或极端组织可能会使用现代生物技术制造生物恐怖袭击事件，从而达到摧毁人类社会的目的。例如，邪教组织曾经使用埃博拉病毒策划了自杀袭击事件。虽然由生物恐怖分子袭击直接产生的人员伤亡数量有限，但是由此带来的社会恐慌与其他负面影响却难以估量。例如，2001 年美国炭疽攻击事件导致 5 人死亡、22 人感染，引起了美国社会及整个国际社会的巨大恐慌并且还影响了全球生物安全的战略规划与布局。

而且，生物事故经常发生。据报道，研究机构或病原体从业公司曾经发生病原微生物泄漏事故，对人类及环境造成极大危害[2]。例如，1979 年，苏联斯维尔德洛夫斯克，因生化武器基地炭疽杆菌孢子的泄漏，暴发了一场人类感染炭疽事件，导致 1000 多人死亡。2003 年与 2004 年，新加坡及中国出现了实验室 SARS 感染案例。2014 年，美国疾病预防控制中心实验室因操作包括炭疽杆菌及埃博拉病毒在内的有效病原体发生了多起生物事故，引起了全球关注[9]。据估计，应该存在有 1500 多个细菌/病毒种库，分布于全球数百个附属公司中。这些病原体在使用、海关放行及病原体交换过程中极易发生泄漏的风险从而引发生物事故。

虽然 1975 年联合国《禁止生物武器公约》（BTWC）已生效，但是到目前为止，全球只有 170 个国家签署了这一公约。仍然有 30 多个未签约国不受《禁止生物武器公约》的限制。而且，独立团体和个人也同样不受这一公约的限制。

8.2.3　由两用技术研究的负面影响而引发的生物安全威胁

生物安全也包括为防止生物两用研究的负面影响而采取的预防措施，所谓的生物两用研究是指以使人类获益为目的的研究被误用并产生了某些危害[10]。这包括现代生物技术潜在的负面影响及非典型性生物恐怖袭击事件，即使用新型生物技术故意破坏社会的行为，但是运用当前技术却很难发现这些行为。其应用领域也包含生活领域，特别是现代生物技术，这些技术在让人类受益的同时也在研究开发及工业化过程中对人类健康及生态环境产生了负面影响，如外来物种的入侵、转基因生物、新出现的疾病及耐药性微生物的出现。例如，最具代表性的是包括青霉素在内的抗生素的发明挽救了成千上万的生命，但是，抗生素的广泛使用，甚至滥用也加速了抗药性病原体的出现，如包含 bla_{NDM-1} 基因的耐药性细菌[11]。而且，现有抗生素很难杀死这种细菌。例如，根据美国疾病预防控制中心的报告，每年美国有两百多万人感染抗药性细菌，其中至少有 23 000 人死于这种感染[12]。

现代生物技术也可使科学家在实验室中模仿病原体在宿主之间的传播，从而加快基因突变的速度，提高其在动物与人类之间的遗传性。例如，2011 年，美国与荷兰科学家利用雪貂作为模型研究出了具有更高毒性、更高效向人类传播性的流感 A（H5N1）病毒，这种病毒被视为致病性最强的病毒之一，引发了全球性恐慌。

自 20 世纪 70 年代 DNA 重组技术出现以来，生物科学与技术得到了显著发展，人们对生命及病原体的理解也发生了重大改变，随之而来的就是更多新型风险的出现。

随着基因工程的发展，人类对病原体基因组学及其功能的了解也更加深入，从而实现了对病原体、毒性、抗药性及人工病原合成的更改及控制，使人类受益颇多。

在道德方面，生物科技的两用研究引起了科学界的热议。并且在考虑生物科技两用研究的公共危害性（非公益性）方面，人们也在讨论是否应将其公之于众。

为了全面评估新型病原微生物的相关潜在危险，如高致病性禽流感 A（H5N1）和 A（H7N9），人们已启动了新的研究项目，并将该项目归类为"基因功能获得"项目。"基因功能获得"研究的主要政策就是人工合成，人工基因突变，加快与其他病原体的重配、人工环境下加快对病原体进化的模仿等，并涵盖了有效疫苗的免疫原性、新型病原体菌株对宿主适应性评估、抗药性评估、遗传性评估及治病机制的范围[13-15]。"基因功能获得"研究可为生物监测提供有效信息，并在疾病大流行前启动保健准备，从而使人们受益。但是，"基因功能获得"研究的实施也存在生物安全风险，这是因为该研究会产生毒性及传播性更强的新型病原体。人们在是否应进行增强 A（H5N1）和 A（H7N9）禽流感病毒传播性的试验，及是否应该将这些年在这方面的研究详情和结果公之于众上存在很大争议。因此，如何保持风险和利益之间的平衡便成为实施基因激活研究的根本问题。并且，人们对生物安全及两用研究越来越重视。例如，世界卫生组织为 H5N1 传播性的研究颁布了一项实验室生物安全指导方针[15]。如果合成高度致病性及传播性流感病毒相关的试验细节被非法人士获得，那么对人类来说将可能成为一个悲剧。

构建高致病性强毒性病毒的新技术旨在开发一种有效控制及预防这些病原体的方法。但是，作为双重用途的科学研究，人们很难避免其在生物恐怖袭击方面的使用。

除了人工合成病原体外，病原体的核酸序列也能够产生生物安全问题。与物理上的病毒共享相比，基因测序并不存在固有的危险性。因此病原体的测序数据对于生物监测来说是一项重要资源。但是，基因测序数据可能也具有双重用途，这是因为该数据不仅能够用于开发疫苗抵抗生物安全威胁药剂，也能够被生物恐怖分子用于合成高致命性病原体[10]。

近期，一种基于 CRISPR-Cas9 的新型基因编辑技术成为生物研究的焦点，该技术能够在某些 DNA 点上操作并改变 DNA 序列。CRISPR-Cas9 基因编辑技术已广泛应用于全球实验室中。2015 年 4 月，科学家运用 CRISPR-Cas9 系统对人类胚胎基因进行编辑，这一行为引起了人们对该技术道德方面的热议。此次研究结果表明目前的 CRISPR-Cas9 基因编辑技术可能使胚胎产生意想不到的基因突变问题。目前，CRISPR-Cas9 基因编辑技术还不能在人类繁殖方面改变胚胎的条件要求，并且一些科学家担忧，若这种不成熟的基因编辑技术应用于临床生育治疗中，则可能会引起不可确定的生物安全问题 [16]。CRISPR-Cas9 基因编辑系统也可能会有致癌后果，产生严重的生物安全问题。英国已批准，在特殊实验室中 CRISPR-Cas9 基因编辑技术可用于改变人类胚胎细胞，从而进一步评估该新型生物技术的价值与风险 [2]（参考 http://www.hfea.gov.uk/10187.html）。并且，美国国家情报总监甚至将 CRISPR-Cas9 基因编辑技术列于威胁国家安全的大规模杀伤性武器清单中 [3]。

随着越来越多的人掌握这一生物技术，很多不受官方管控或受恐怖分子掌管的实验室也有能力进行之前官方控制的实验室所进行的病原体人工合成研究。如今，一些生物学家正致力于病原的人工设计研究，从而合成具有高毒性、广泛的抵抗性及高传播性的新型病原体。特别令人关注的是，人们很难区分自然生物威胁（传染病的出现和再次出现）与极端主义者故意投放至人群中的基因工程生物体之间的区别 [13]。这些人工合成的病原体难以检测或诊断、难以治疗或预防及难以预测或改变，因此对公共健康威胁巨大。

生物安全威胁也可能来自人工合成的生命体。科学家已运用人工合成方法获得了全新的核苷酸，即 Z 和 P。Z 和 P 与四基核苷酸（GATC）及其衍生物不同，且与其相互独立。这两种新型核苷酸和 GATC 可相互匹配，并通过完整的沃森 - 克里克结构模型杂交并形成双螺旋 GACTZP。将这两种人工基添加到典型的四基核苷酸库中不仅能够显著增加存储于 DNA 中的信息密度，也有可能产生全新的生命形式，但同时也存在重大的生物安全风险 [17]。

1975 年，为了确定生物风险管理框架，包括 DNA 重组技术，科学家们和政治家们一起确定了 Asilomar 遗产。但是，如今的生物技术急剧变化，因此有必要在生物安全 Asilomar 遗产方面寻找新的领导关系并对其进行冷静评估 [9]。

当今社会并未建立完善的生物技术滥用相关的法律和法规体系，特别是在对基因重组微生物的合成、研究、存储、使用及摧毁方面缺乏管理规定。合成病原体的潜在威胁并未受到人们的极大关注，而它的出现也可能会带来极大的生物安全风险。

安全及公共健康问题相互联系，且生物安全问题为国家安全的一个重要部分 [2]。并且，生物安全呈现出独特特点：首先，生物安全可能来自国内或国外，并且随着国际运输便利性的提高及员工流动性的增加，风险也在不断增加。其次，生物安全呈现出各种类型，包括重大传染疾病、直接暴力生物恐怖袭击事件或生物恐怖剂的袭击、生物事故甚至于间接或隐藏的生物安全事件可能产生潜在的灾难性后果，这是因为它的范围可能延伸至一个地区、一个国家或多个国家，从而引发道德和精神问题，进而导致长期的环境污染并造成巨大的经济损失和社会动荡[12]。

总而言之，随着国际形势的变化及现代生物技术的发展，传统与新型生物安全威胁问题变得越来越严重，从而严重影响国家安全。

8.3　全球生物安全监测策略

8.3.1　生物监测的作用

为了应对各种生物安全威胁，生物监测必不可少。通过连续采集、系统分析及必要的数据传播，生物监测能够及时提供所需的相关信息[18]。通常的生物监测至少拥有四个功能：①特定人群中可疑疾病的检测与报告；②病例信息暴发检测的分析与确认；③对疾病暴发处理政策的及时、合理响应；④为公共健康长期政策的制订提供智能信息。及时的生物监测能够极大地降低传染病所造成的损失[18]。

基于上述基本功能，生物监测能够为国家安全提供重要支持。美国前总统奥巴马认为，生物监测是抵御新出现的传染病威胁的首要方法之一[2]。生物监测旨在减轻生物安全威胁对健康的影响及相关的经济、政治与社会影响[2]。

随着生物技术的快速发展，特别是分子生物学与合成生物学的巨大优势，人们对生物安全的了解与日俱增，相对的，生物监测的内涵与范围也发生了巨大变化，不再仅限于危及人类健康及公共健康的传染病或生物恐怖袭击。新型生物监测的范围不断扩大至对人类、动物与植物健康的"全面威胁"，这一范围远远大于常见的公共健康范围。

8.3.2　各个国家的生物监测策略

在过去 15 年里，生物监测已引起人们的极大重视。2005 年，为了保持与公共健康疾病重视程度的一致性，世界卫生组织（WHO）起草了《国际卫生条例》，作为全球监测系统的法律和指导方针[19]。2005 年《国际卫生条例》不再仅关注某些传染病，已经扩大到新型和不断变化的公共健康风险范围。但是，《国际卫生条例》（IHR）并未制定促成成员国间合作或责任分配的奖励和制裁措施，所以效力仍然有限。2011 年，在 2009 年受到国际关注的潜在突发公共卫生事件 H1N1 流感之后，独立审查委员会发出警告：全世界在应对全球、持续性及威胁性突发公共卫生事件时准备并不充分[20-22]。

并且 2014 年早期埃博拉病毒的暴发也验证了上述观点[23]。

作为全球的重要组织，世界卫生组织于 1952 年建立了全球流感监测与反应系统（GISRS），对流感病毒进行检测，给出了一些实验室诊断学、疫苗、风险评估及全球警报的必要信息。世界卫生组织中的 112 名成员国中共包括 6 个合作中心、4 个基本监管实验室及 142 个研究机构[24]。在过去几十年里，GISN 在预防与控制全球流感方面发挥着重要作用，如 2009 年 A（H1N1）流感[20]。2000 年，现有的研究机构与网络进行技术合作建立全球疫情警报及响应网络（GOARN），快速响应国际生物安全事件的暴发。目前，该网络也致力于长期的流行病防备及能力建设。在世界卫生组织的协作下，该网络已包含 153 家研究机构或技术合作伙伴及 37 家其他网络，涵盖了 79 个国家或地区[21]。

很多国家已经增加了对生物监测的投资，从而加强对生物安全威胁早期探测与及时警报的能力。

美国的生物监测系统结构较为完善，包括完整的硬件及软件，并涵盖了全球最广的监测地区，这与政府的重视也息息相关。自 2001 年美国炭疽攻击事件之后，美国便加强了生物监测的力度，并将其放到管理的首位。目前为创建生物监测系统，美国政府已投入 320 多亿美元[18]。从那时起，美国发布了一系列生物监测政策，包括《21 世纪生物防御》、《生物威胁处理的国家战略》及《国家生物监测战略》，将生物安全提到了前所未有的高度。最近几年，美国已部署了"Bioshield"、"Biowatch"及"Biosense"及其他项目。目前，它已在全球 30 多个国家的主要城市建立了 4000 多个监测站，甚至建立了全球生物监测网络，覆盖了至少 92 个国家[25]。例如，美国疾病预防控制中心于 2003 年开始的"Biosense"通过电子方式收集各种数据，包括美国退伍军人事务部及国防部的 ICD-9 编码，从零售药店获得的非处方药信息及从美国 Corporation of America 获得的实验室测试信息[18]。社区流行病早期预警的电子监测系统包括从美国国防部卫生保健设施自动下载的 10 000 个 ICD-9 编码，从而用于数据分析中。信息包含呼吸系统疾病、胃肠道疾病、发热、神经综合征、皮肤感染综合征、皮肤出血综合征、昏迷与猝死等。早期异常报告系统（EARS）也是基于网络并运用非传统公共健康数据源的监测系统的另一个案例，如学校旷课/旷工情况、非处方药品销售、911 电话、救护车运行数据及兽医数据[18]。数据表明，在呼吸系统疾病及胃肠道疾病方面，非处方电解质的销售量要高于医院的病人看病量[14]。

此外，美国国防部启动了抗菌素耐药性检测和研究项目，通过分子特性对耐药性进行有效控制[26]。美国也比较注重不同等级生物监测建设的能力，包括联邦、州、当地、部落、领土甚至个人在该方面的能力[2]。

在新形势下，为了提高全球对自然产生及故意引入疾病的管理能力，2009 年 11 月美国白宫颁布了国家应对生物威胁战略。目前，美国生物监测涵盖了人类、动物及植物健康相关的"全面威胁"。根据美国国土安全部第21号总统指令（HSPD-21）的定义，生物监测指"与疾病活动及人类或动物健康威胁，无论其是传染性、毒性、新陈代谢或其他方式的疾病活动或威胁，可能相关的生物圈数据的合理分析及解释之后的常用数据收集的过程，从而实现健康威胁的预警，健康事件的早期侦查及疾病活动的整体态势感知"[27]。

欧盟于2005年成立了欧洲疾病预防控制中心，帮助成员国开发传染病的监测系统，从而及时预警传染病的疫情风险。该监测系统可检测46种疾病及严重的急性呼吸系统综合征、西尼罗河热及禽流感等。监测系统已整合至国家危机预防系统中，从而支持早期评价及决策的制定并应对潜在的生物安全威胁。

中国传染病自动预警与响应系统（CIDARS）成立于2004年，旨在监测并快速响应SARS之后的传染病的疫情。现在，中国生物监测系统包含四个类型：①以病例为基础的甲乙类传染病与其他特定或重要传染病的疾病监测系统；②以事件为基础的新出现的公共健康事件监测系统，健康危害因素，如职业风险，检测系统；③食物及饮用水污染；④基本公共健康监测系统[28]。并且，中国国家流感监测网络在流感监测与控制，特别是2013年在应对禽流感A（H7N9）方面发挥着重要作用。如今，中国国家流感监测网络已经涵盖了408个网络实验室及554家哨点医院[29-31]。

非洲的生物监测系统相当简陋，而健康信息系统也主要依赖于户口调查。只有几个非洲国家拥有自己的民事登记系统，用于记录死亡率与死因。在非洲地区因传染病、孕产妇、新生儿和营养条件等原因导致的死亡仍然占主导地位，在2012年61%的死亡是由于上述原因，生物监测系统（如具有代表性的流感监测与响应系统）并未完全覆盖这一地区[32]，但目前非洲地区的43个国家已经启动了联合疾病监测与响应机制[33]。埃博拉病毒病在非洲的暴发表明，该地区仍缺乏对埃博拉及其他传染病疫情相关的生物监测系统[34]。在埃博拉病毒暴发后，很多非洲国家增加了对公共健康的投资并构建了监测系统，从而加强该地区的生物监测能力。

正如世界卫生组织总干事Margaret Chan指出，完善的监测系统能够获取一场生物安全事件的早期信号，从而早期进行快速组织，并防止其演变成一种国际威胁。但是，世界卫生组织的194名成员国中只有不到1/3，即64名成员国拥有上述生物监测的能力[35]。

8.3.3 各种生物监测系统

生物监测的实施基于生物监测系统，其类型、范围及其他特征决定了生物监测的效果[36-38]。人们可从现有生物监测系统案例中得到教益，包括症状监测、实验室监测、环境监测、网络监测等[18]。

症状监测系统对急诊室、重症监护室、住院及出院的主要病人进行了监测，从而跟踪警报类型的变化信息[39]。症状监测是主动监测的一个主要类型,通常通过电子方式,实时收集的数据对医疗利用类型进行检测。基于自动监测的疾病症状,能够早期发现生物恐怖袭击事件并增加响应的及时性,但是缺乏专一性及信赖性。尽管症状监测能力得到广泛认可,但是其对疫情的早期感知能力还未得到验证[40,41]。如今,在公共健康领域该系统还不能替代传统的检测系统,这是因为该系统很难检测特定病例,而该病例很有可能成为生物安全的一个巨大威胁。此外,因需收集大量数据,因此该系统成本较高。

实验室监测根据分子水平进行病原体鉴定、病因分析、抗毒或耐药性检测,通常通过网络实验室,如包含 120 个实验室的实验室响应网络(LRN)进行。1999 年,美国疾病预防控制中心、联邦调查局及公共卫生实验室协会联合成立了实验室响应网络,维持实验室网络的整体性并发现生物威胁因素。同时,日常的实验室监测能够支持实验室监测从而找到可疑的生物威胁样本[42,43]。

环境监测主要通过对关键区域的气溶胶取样从而对生物威胁进行检测,如对美国 31 个城市区域的 500 个空气过滤器进行取样从而进行生物观察。环境监测系统由气溶胶云层遥测及环境的电测系统构成。2003 年,美国国土安全部、环境保护署及疾病预防控制中心联合启动了生物观察项目,从而推动对气溶胶释放的生物恐怖剂的检测。美国运用生物观察的空气抽样装置对 31 个主要城市进行每日抽样检查。当前的第二代生物观察于 2005 年设立,从取样到生成报告的周期为 10 ~ 36 小时。2003 年以来生物观察行动结果众多,但是无一是生物袭击的结果[44]。

网络监测是最近利用不同网络来源的非结构化数据而开发出的一种监测方法。网络监测的范围包括当地媒体或国际媒体。万维社会媒体,包括博客、微博、社交网络与移动网络中包含的公共健康信息具有巨大的潜在价值。它可作为公共健康官员、医疗工作人员及公共或私人部门中传统生物监测方法的实时补充方法[45-49]。截至 2015 年年底,移动手机用户的数量已超过 71 亿,并且移动手机的信号覆盖了全球 95% 的人类聚居地[50],这为生物监测提供了前所未有的机遇。事实证明,发展中国家大流行疫情的信息传播速度与之前相比更为快速,特别是通过手机而非传统方式由人工传播的疫情信息[51]。例如,谷歌公司与美国疾病预防控制中心联合开发用于监控每天健康搜索行为的"谷歌流感趋势预测"对流感蔓延的监测比疾病预防控制中心的监测报告要早 7 ~ 14 天[14,49]。HealthMap 项目也是网络监测系统的另一范例,该项目每小时可对 20 000 多个消息来源进行自动数据挖掘及分析。2014 年 3 月 14 日,该项目发现,几内亚地区出现一起奇怪的发热现象的新闻报道,这一发现比官方信息早了 9 天[48]。此外,也有很多其他社交媒体监测系统,如该系统包括来自 185 个国家 60 000 名订阅者的 ProMED-mail,全球公共卫生智能网络(GPHIN)及急病与灾难的创新支持(InSTEDD)。据考证,维基百科的信息也有助于对流行病的探测,且其语言作为一种区域服务器被证明是可行的。

为了应对因世界旅行而引起的传染病的传播，基于诊所的全球监测系统——Geo Sentinel 已经成立，从而在回国旅行者、外国游客与移民中对传染病及其他对健康产生负面影响的结果进行跟踪。Geo Sentinel 网络会员项目包含来自 6 个大陆、40 个国家的235 家诊所。该项目共包含全球 54 个旅行 / 热带医学诊所，并通过电子方式将与国际旅行有关的人口统计学、旅行与临床诊断数据提交于系统中。最近的报告证明，电子健康档案中的数据也可用于预测及预防不同患者的未来疾病[47]。

上述生物监测系统也可分为两种，即被动监测与主动监测。被动监测，通常按照常规或认同的间隔进行自愿报告，并包含事件发生后的相关数据的收集及分析。被动监测成本相对较低，但却并不迅速，而且可能捕捉所有可能相关的事件信息。与此相反，主动监测，虽然成本较高人力需求也高，但是通过有意义的数据搜寻，可更快速全面地跟踪新出现的传染病的威胁。

8.4 当前生物监测面临的挑战

虽然各个国家与国际组织中的生物监测系统经历了几十年的发展，但是当前生物监测系统中仍然在监测数据收集、存储及分析方面面临着巨大挑战。当前生物监测仍面临下列挑战。

8.4.1 技术不完善对其监测性能的影响

虽然包含症状监测的主动监测系统发展势头强劲，但是很多国家仍以被动监测为主。一些大型流行传染病的疫情，如 SARS 与 2009 年 A（H1N1）流感主要通过被动监测发现，因此延误了全球的有效与及时响应。同时，目前的主动监测系统在数据分析方面缺乏精确性。例如，2003 年以来生物监测系统已发现了很多生物观察可操作结果，但是无一是生物袭击造成的后果。虚报现象对社区对公共健康系统的信心产生了负面影响。虽然部分发展中国家已经显著提高了其分析生物监测数据的能力，但是当前多数生物监测系统在实时及自动监测方面能力不足，从而限制了态势感知的及时性。除此之外，生物监测也存在其他限制性因素，如缺乏专一性，过于依赖主诉数据，用户缺乏正式培训等。

另外，特别需要关注的是，当前的生物监测系统主要以由已知病原体引起的已知的生物威胁为目标，因此有可能因为处置的预先安排而产生限制性的生物安全问题。因此，在技术及管理层面，如何完全监测由未知或新型病原体引起的新型生物威胁对当前生物监测系统而言都是一个巨大挑战，从而克服不可预知的生物安全问题。此外，当前的生物监测并不能将自然的传染病病例与人为病例区别开来。

8.4.2　管理分散对其效率的限制

当前的监测系统存在严重不完整及分散现象，并且由当地政府运行。例如，美国存在成百上千个生物监测系统，这些系统由不同的国家部门掌控。由于缺乏充分的利益驱动及长效机制，并且为了保障信息的安全性，各个部门之间的信息共享受到限制。但是，有效的生物监测要求各个部门之间进行数据及资源的全面整合。为此，2007 年，美国成立了国家生物监测整合中心，对生物监测信息进行整合并支持生物监测社区之间的跨机构合作 [52, 53]。美国总审计署的评估报告发现，国家生物监测整合中心仍然缺乏各个部门之间的充分协调与互通性，不能分享这些信息，也不能满足生物监测在时间线、敏感性、专一性及日常分析方面的要求 [18]。

在生物监测目标方面，过去人们只关注人类的传染病，而对动物源疾病并未引起足够的重视 [53]。但是，70% 以上人类传染病主要起源于动物源疾病。最近几年，一些主要的流行病就是由动物传播到人类，如严重急性呼吸综合征（SARS），禽流感 A（H5N1）、A（H7N9）以及埃博拉病毒病（EVD）。对动物源疾病的传播进行有效控制需要不同部门深入合作从而加强动物传播性疾病的监测。例如，在中国，动物源疾病的监测与众多部门息息相关，包括农业部、卫生和计划生育委员会及出入境检验检疫局等。部门管理的分散性及缺乏合作性甚至会阻碍先进生物监测技术的应用，如基于自动生物监测网络的生物感应器 [54]。

8.4.3　国际合作的匮乏对其覆盖范围的限制

生物安全威胁能够跨越国界，这是因为生物疫情或事故能够通过高度发达的交通在比多数传染病潜伏期更短的时间内在全球快速传播。最近人们应对传染病，诸如严重急性呼吸综合征（SARS）及 2009 年甲型 H1N1 流感的经历表明，若一个国家不与其他国家展开合作，则其无法单独控制流行性传染病的传播。但是，当前全球生物监测系统的分布与全世界传染病的出现及再次出现的区域之间的匹配并不佳。多数生物监测系统均分布于发达国家，只有少数分布于发展中国家，包括传染病流行的非洲地区。

生物监测网络及响应机制整合的缺乏难以预防传染病的传播，如严重急性呼吸综合征（SARS）、拉丁美洲的霍乱及印度的肺鼠疫。由于对旅游业及贸易潜在的负面影响，很多国家均不愿对传染病进行报告。全球合作的效果已在应对 SARS 及禽流感 A（H1N1）疫情中得以证明 [55]。2003 年，中国最初不愿将 SARS 相关信息报告于全世界，从而导致 SARS 在全球的传播。在中国政府修订与流行传染病共享及全球合作政策后，在其他国际及世界卫生组织的帮助下，SARS 很快得到了控制。与此相反，2013 年在应对 A（H7N9）流感方面，中国的立即响应和数据共享以及与国际社区的隔离赢得了全球称赞，并在控制该疫情传播方面发挥了重要作用。很多发展中国家被视为是传染病发生及再次发生的高风险地区，除了公共健康基础设施外，经济与政治政策的缺乏也难以实施有效的生物监测。

　　非洲地区并没有充分的监测系统，这不仅限制了该地区对埃博拉病毒的及时响应，也对全球产生了潜在风险。因此有必要提高脆弱地区，包括非洲地区的生物监测能力。其中，数字监测不失为一个好方法。但是，对于基础设施匮乏的地区来说，建立数字监测系统相当困难。但是，这种状态也可能影响这些地区的生物安全，并对全球生物监测系统的建设产生负面影响[48]。

　　在构建全球生物监测系统及实施 2005 年《国际卫生条例》时，传染病早期检测能力及信息共享机制的缺乏仍是一个全球性问题。例如很多中低收入国家，如印度尼西亚不愿分享其病原体资料，这是因为它担心富裕国家会获得更多疫苗，并在价格上对其设置阻碍[10]。

　　再者，生物监测系统的构建也面临着众多挑战，如受保护的健康信息的隐私性及高成本。例如，2001 年以来，仅美国就在生物防御及生物监测方面投入了近 320 亿美元。

8.5　建立高效全球生物监测系统

　　为了在全球化背景下应对生物安全威胁，人们应根据当前的生物监测系统，通过全球技术的深入整合、部门管理及国际合作，建立新型有效的生物监测系统[18]。

8.5.1　技术领域跨学科整合

　　为了提高当前生物监测系统的精确性和及时性，有必要利用当代各个学科技术加强学科间的整合力度。

　　其中，当代生物技术为生物监测的改善提供了可能性。分子诊断技术的快速发展，特别是持续更新的测序技术，大大提高了微生物学及生物信息学的性能，正在彻底改变着生物监测的方法。例如，2001 年对 100 万个的生物碱基进行排序需要花费约 100 000 美元，但是现在只需 10 美分。当前快速发展的测序技术有助于人们判断出现的传染病为天然型或因基因修改的微生物引起的，从而加快了诊断的速度。例如，2014 年，美国疾病控制中心发起了一项先进分子检测项目，该项目旨在快速发现并阻止致命性传染病的暴发。实践表明，先进分子检测项目能够在不到两天的时间内识别并追溯传染病病原体的来源，如引起小儿麻痹症的病毒或中东呼吸综合征冠状病毒[56]。因此，国家应鼓励开发诸如美国先进分子检测之类的项目，并推广核酸测序技术，从而提高识别未知病原体的能力。

在生物监测数据收集及分析方面，我们应充分抓住大数据时代的机遇从而获得与生物监测有关的精确的多流信息。有效的生物监测应能够利用各个水平的多数据源，包括人类健康、动物或植物威胁、食品安全与环境灾难有关的领域，从而通过整合不同领域，包括社会媒体、网络、症状监测、实验室监测、门诊或急救治疗、公共健康、食品安全、环境灾难、缺勤、非处方药销售等方面的技术与数据资源，建立系统的生物监测平台。同时，数字监测也是利用大数据的一个重要方式，能够通过分析数字领域，包括网络搜索、社会媒体及在线新闻媒体的数据分析获得生物安全问题的相关知识[48]。

此外，我们应该加强生物监测系统信息化及网络化构建，提高生物安全事件的监测、警告及应急响应能力。为了提高生物监测的有效性，有必要将网络监测方法，如"谷歌流感趋势"与传统的监测系统相结合。我们也应该基于云计算平台并通过生物安全威胁的动态模拟系统实现主动监测及实时预警。

同时，生物监测系统也应加强其在数据收集、分析及预警方面的自动操作能力，从而实现对生物威胁早期预警及态势感知的主动搜索及实时警报功能。在自动监控方面，科学家正在制造一系列新型生物传感器。该新型生物传感器能够在几个小时内识别患者身上的病毒、细菌及真菌病原体。如果将 200 个这种生物传感器连接成一个网络，则会大大提高生物监测的能力，并能够提供新出现的传染病或生物恐怖袭击的早期预警。若新型生物监测系统配置新一代诊断技术并与当代网络及通信技术相结合，那么便可进行实时监测，从而在新出现的传染病及生物恐怖袭击的警告及预防方面发挥重要作用[8]。

8.5.2 管理方面实施跨部门整合

各国在其国家范围内建立一个完善的生物监测系统，特别是将传染病监测系统与生物恐怖袭击防御系统进行深度融合迫在眉睫，从而实现对生物技术的双用途进行监督。加强政府、私营部门、非政府组织、医疗机构、公共机构与兽医学系之间的组合对实现生物监督信息共享及生物威胁响应至关重要。

新型生物监测系统应包含健康、农业、环境、质量监控、食品与药品各部门之间的所有生物安全因素，并在各部门之间建立协调机制及风险评估专家系统，从而随时实现对潜在生物安全威胁的实时监测，特别是提高对已知与未知病原体的探测能力。

为分散及多源信息的有效分享制订简单及标准协议有助于实现当前生物监测资源的有效整合[2]。我们也应鼓励各方积极参与，特别是充分利用各个社区的生物监测信息资源，从而有利于调动整个国家的潜在行动[2]。

为了建立全面的生物安全系统，各个国家应通过当前网络信息监测、动物疾病监测、部门监测、病原体监测、症状监测、环境监测、食品与药品监测的整合，首先更新、改革并完善当前的生物监测系统。根据当前生物监测系统的整合，建立生物监测的技术标准与大数据，从而有效进行信息共享。

针对这一问题，中国传染病预防与控制机制也值得借鉴。为了对传染病进行预防及控制，中国联合预防与控制机制发挥了积极作用。为了深化各部门间的协助与合作，从而更有效地预防及治疗重大疾病，2015 年 11 月中国建立了部际联席会议系统，从而在国务院的领导下与重大疾病做斗争。30 个部门与单位参加了此次联席会议，包括卫生计生委、中央宣传部、中央综治办、科技部、工业和信息化部、公安部，其中国务院副总理任召集人[57]。

8.5.3　深化国际合作

为了实现国际的有效合作，全球应基于各国国内生物监测资源、技术与系统的完美整合，对全球战略生物监测资源进行整合并对常见的生物威胁做出响应。世界卫生组织于 2007 年对《国家卫生条例》进行了修订，从而加强国际之间的生物监测合作。但是，《国际卫生条例》在实践操作中存在诸多限制，包括发展中国家的生物监测基础设施不充分，个体人权在法律效力及维护的限制性等。很幸运的是，自 2003 年 SARS 之后，国家政府愿意开放并共享流行传染病信息，从而为进一步的国际合作及生物监测共享奠定了基础。各个国家应积极参与全球生物监测网络的构建，从而实现必要信息的共享并提高全球对生物安全事件的响应[2]。

生物监测的有效构建需要各个国家不同部门之间的广泛参与和合作。根据当前传染病的直接在线报告系统，并通过整合生物监测相关的现代技术构建新型生物监测系统不失为一个好方法。2011 年，世界卫生组织投资了加强非洲流感哨点监测项目，从而发展并巩固非洲地区 8 个国家之间的流感监测能力。世界卫生组织资助的加强非洲流感哨点监测项目证明，可通过现有国家疾病全面监测与响应系统之间的整合，建立多种用途的流感监测系统[58]。此外，在实践中鼓励更多的国家，特别是发展中国家，通过手机，如 ProMED-mail，利用同一个传染病监测系统，从而降低全球生物监测的分散性。

国际合作能够显著提高生物监测的效率。例如，基于开源基因组共享的国际合作能够在不到一周的时间内加快对德国产志贺毒素 O104:H4 型大肠杆菌的分析。有效及统一的生物监测系统能够为全球生物安全提供强有力的支持。因此，持续对该领域进行投资，并创建更加有效及完美统一的生物监测系统能够在国际安全方面产生积极回报。

8.6　全球生物监测系统的展望

有效的生物监测能够对生物安全威胁进行早期识别，因此需要充足的跨学科硬件及软件支持以形成采集节点相关的全球分布网络，而实现这种最终状态需要国际的深入合作[59]。

全球有效的生物监测系统应该涵盖全世界人类、动物和植物及其病原的相关信息，并考虑环境因素的变化，从而保证全球生物安全。未来全球有效生物监测系统应具有以下特点：第一，其监测范围延伸至整个世界，不仅包括发达国家与地区，也包括新出现的传染病高风险的欠发达地区；第二，生物监测的目标应超出传染病与生物恐怖袭击的范围，从而涵盖对人类、动物与植物的全面威胁，不仅包含典型信息，如症状与病原体，也包含病原体的抗药性、毒性、传播性及其变异性信息。第三，在数据捕获及处理方面，新型生物监测的数据质量应该超越之前公共健康的数据质量，通过运用疾病的标准定义，提高自动监测的能力及态势感知的实时监测，特别是利用多源信息进行全面分析。第四，在世界卫生组织框架下，应存在国际统一与完美整合的生物监测部门，从而通过参与国之间的协作对全球生物监测系统进行有效管理，包括信息共享、技术共享、专家共享与资源共享。

8.7 小结

在当前全球化与高科技背景下，传统与新出现的生物安全问题极大地威胁着人类及周围环境，进而极大地影响着国家甚至是全球安全。当前生物监测系统在技术、有效管理及全球合作方面存在某些缺陷，从而不能有效应对潜在的生物安全威胁。因此，有必要通过整合各个学科、各个部门及国际的生物监测系统，从而实施全球生物监测战略。

全球统一的生物监测旨在有效应对、控制并预防全球各个水平的生物安全问题。在实践、技术、政治、立法与道德方面，建立完美统一的生物监测系统并收集、分析与改变来自各个国家的各种数据存在众多挑战。

因此提议在联合国或世界卫生组织的框架下，通过整合当前各个国家的生物监测系统，实施全球及深入的生物监测合作。只有生物监测及持续响应之间的有效合作，我们才能够实现"双赢"合作从而保证全球生物安全。

参 考 文 献

[1] WHO. Ebola data and statistics. http://apps.who.int/gho/data/view.ebola-sitrep.ebola-summary-20151008?lang=en[2016-1-29].

[2] Wendell A. National Biosurveillance Strategy & Associated Science & Technology Roadmaps: Considerations & Priorities, New York: Nova Science Publishers Inc, 2014: 37.

[3] Tao Z. Biosecurity subject construction and capacity building of China. Mil Med Sci, 2011, 35(11):

801-804.

[4] Cullen KA, Mace KE, Arguin PM. MMWR. Surveill Summ. 2013.

[5] Wolfe ND, Dunavan CP, Diamond J. Origins of major human infectious diseases. Nature, 2007,447(7142): 279-283.

[6] Chan M. From crisis to sustainable development: lessons from the Ebola outbreak. London School of Hygiene and Tropical Medicine. http://www.who.int/dg/speeches/2015/ebola-lessons-lecture/en/[2015-7-15].

[7] Bartsch SM, Gorham K, Lee BY. The cost of an Ebola case. Pathog Glob Health, 2015, 109(1): 4-9.

[8] Meyerson LA, Reaser JK. A unified definition of biosecurity. Science, 2002, 295(5552): 44.

[9] Palmer MJ, Fukuyama F, Relman DA. SCIENCE GOVERNANCE. A more systematic approach to biological risk. Science, 2015, 350(6267): 1471-1473.

[10] Gostin LO, Phelan A, Stoto MA, et al. Virus sharing, genetic sequencing, and global health security. Science, 2014, 345(6202): 1295-1296.

[11] Nordmann P, Poirel L, Walsh TR, et al. The emerging NDM carbapenemases. Trends Microbiol, 2011, 19(12): 588-595.

[12] Zheng TD, Zu ZH, Zhu LH, et al. Biosecurity is a living-project essential to national strategies. Mil Med Sci, 2014, 38(2): 90-93.

[13] Ashford DA, Kaiser RM, Bales ME, et al. Planning against biological terrorism: lessons from outbreak investigations. Emerg Infect Dis, 2003, 9(5): 515-519.

[14] Wu A, Su C, Wang D, et al. Sequential reassortments underlie diverse influenza H7N9 genotypes in China. Cell host & microbe, 2013, 14: 446-452.

[15] Fouchier RA, Kawaoka Y, Cardona C, et al. Gain-of-Function Experiments on H7N9. Science, 2013, 341(6146): 612-613.

[16] Liang P, Xu Y, Zhang X, et al. CRISPR/Cas9-mediated gene editing in human tripronuclear zygotes. Protein Cell, 2015, 6(5): 363-372.

[17] Zhang L, Yang Z, Sefah K, et al. Evolution of functional six-nucleotide DNA. J Am Chem Soc, 2015, 137(21): 6734-6737.

[18] Kman NE, Bachmann DJ. Biosurveillance: a review and update. Adv Prev Med, 2012, 2012: 301408.

[19] WHO. International Health Regulations, www. who. int/en[2005-11-30].

[20] Johns MC, Burke RL, Vest KG, et al. A growing global network's role in outbreak response: AFHSC-GEIS 2008-2009. BMC Public Health, 2011, 11 Suppl 2: S3.

[21] Mackenzie JS, Drury P, Arthur RR, et al. The global outbreak alert and response network. Glob Public Health, 2014, 9(9): 1023-1039.

[22] Fineberg HV. Pandemic preparedness and response—lessons from the H1N1 influenza of 2009. N Engl J Med, 2014, 370(14): 1335-1342.

[23] Gostin LO, Friedman EA. Ebola: a crisis in global health leadership, Lancet, 2014, 384(9951): 1323-1325.

[24] WHO, Global Influenza Surveillance and Response System (GISRS). http://www.who.int/influenza/gisrs_laboratory/en/[2016-1-1].

[25] Russell KL, Rubenstein J, Burke RL, et al. The Global Emerging Infection Surveillance and Response System (GEIS), a U.S. government tool for improved global biosurveillance: a review of 2009. BMC Public Health, 2011, 11(Suppl 2): S2.

[26] Lesho EP, Waterman PE, Chukwuma U, et al. The antimicrobial resistance monitoring and research (ARMoR) program: the US Department of Defense response to escalating antimicrobial resistance. Clin Infect Dis, 2014, 59(3): 390-397.

[27] Koenig KL. Homeland security and public health: role of the Department of Veterans Affairs, the US Department of Homeland Security, and implications for the public health community. Prehosp Disaster Med, 2003, 18(4): 327-333.

[28] Yang W, Li Z, Lan Y, et al. A nationwide web-based automated system for outbreak early detection and rapid response in China. Western Pac Surveill Response J, 2011, 2(1): 10-15.

[29] CNIC, Chinese National Influenza surveillance network. http://www.cnic.org.cn/chn/[2016-7-1].

[30] Khan A, Farooqui A, Guan Y, et al. Lessons to learn from MERS-CoV outbreak in South Korea. J Infect Dev Ctries. 2015, 9(6): 543-546.

[31] BBC. South Korea declares 'de facto end' to Mers virus. http://www.bbc.com/news/world-asia-33684981[2015-7-28].

[32] World Health Organization. Global Health Observatory (GHO): Causes of death, by WHO region. http://www.who.int/gho/mortality_burden_disease/causes_death/region/en/[2016-2-1].

[33] Mbondji PE, Kebede D, Soumbey-Alley EW, et al. Health information systems in Africa: descriptive analysis of data sources, information products and health statistics. J R Soc Med. 2014, 107(1 suppl): 34-45.

[34] Tambo E, Ugwu EC, Ngogang JY. Need of surveillance response systems to combat Ebola outbreaks and other emerging infectious diseases in African countries. Infect Dis Poverty. 2014, 3: 29.

[35] Chan M. From crisis to sustainable development: lessons from the Ebola outbreak. http://www.who.int/dg/speeches/2015/ebola-lessons-lecture/en/[2015-3-10].

[36] Velasco E, Agheneza T, Denecke K, et al. Social media and internet-based data in global systems for public health surveillance: a systematic review. Milbank Q, 2014, 92(1): 7-33.

[37] Hartley DM, Nelson NP, Arthur RR, et al. An overview of internet biosurveillance. Clin Microbiol Infect, 2013, 19(11): 1006-1013.

[38] Collier N. Uncovering text mining: a survey of current work on web-based epidemic intelligence. Glob Public Health, 2012, 7(7): 731-749.

[39] Sintchenko V, Gallego B. Laboratory-guided detection of disease outbreaks: three generations of surveillance systems. Arch Pathol Lab Med, 2009, 133(6): 916-925.

[40] Hiller KM, Stoneking L, Min A, et al. Syndromic surveillance for influenza in the emergency department-A systematic review. PLoS One, 2013, 8(9): e73832.

[41] Kashiouris M, O'Horo JC, Pickering BW, Herasevich V. Diagnostic performance of electronic syndromic surveillance systems in acute care: a systematic review. Appl Clin Inform, 2013, 4(2): 212-224.

[42] Wagar EA, Mitchell MJ, Carroll KC, et al. A review of sentinel laboratory performance: identification and notification of bioterrorism agents. Arch Pathol Lab Med, 2010, 134(10): 1490-1503.

[43] Wagar E. Bioterrorism and the Role of the Clinical Microbiology Laboratory. Clin Microbiol Rev, 2016,

29(1): 175-189.

[44] Institue of Medicine and National Research Council. BioWatch and Public Health Surveillance: Evaluating Systems for the Early Detection of Biological Threats. 2011.

[45] Betancourt JA, Hakre S, Polyak CS, et al. Evaluation of ICD-9 codes for syndromic surveillance in the electronic surveillance system for the early notification of community-based epidemics. Mil Med, 2007, 172(4): 346-352.

[46] Lombardo J, Burkom H, Elbert E, et al. A systems overview of the Electronic Surveillance System for the Early Notification of Community-Based Epidemics (ESSENCE II). J Urban Health, 2003, 80 (2 Suppl 1): i32-42.

[47] Jensen AB, Moseley PL, Oprea TI, et al. Temporal disease trajectories condensed from population-wide registry data covering 6.2 million patients. Nat Commun, 2014, 5: 4022.

[48] Milinovich GJ, Magalhaes RJ, Hu W. Role of big data in the early detection of Ebola and other emerging infectious diseases. Lancet Glob Health, 2015, 3(1): e20-21.

[49] Ginsberg J, Mohebbi MH, Patel RS, et al. Detecting influenza epidemics using search engine query data. Nature, 2009, 457(7232): 1012-1014.

[50] ICT. ICT STATISTICS Home Page. http://www.itu.int/en/ITU-D/Statistics/Pages/default.aspx[2015-7-22].

[51] Generous N, Fairchild G, Deshpande A, et al. Global disease monitoring and forecasting with Wikipedia. PLoS Comput Biol, 2014, 10(11): e1003892.

[52] office U.S.G.A. Developing a collaboration strategy is essential to fostering interagency data and resource sharing.Government Accountability office Reports, 2009.

[53] Peiris JS, Poon LL, Guan Y. Public health. Surveillance of animal influenza for pandemic preparedness. Science, 2012, 335(6073): 1173-1174.

[54] Ecker DJ, Sampath R, Massire C, et al. Ibis T5000: a universal biosensor approach for microbiology. Nat Rev Microbiol, 2008, 6(7): 553-558.

[55] Castillo-Salgado C. Trends and directions of global public health surveillance. Epidemiol Rev, 2010, 32(1): 93-109.

[56] Centers for Diseas Control and Prevention, USA. Advanced Molecular Detection (AMD). http://www. cdc.gov/amd/index.html[2015-7-22].

[57] The Chinese State Council agreed on the establishment of the inter ministerial joint conference system for the prevention and control of major diseases. http://www.gov.cn/zhengce/content/2015-11/27/ content_10355.htm[2016-2-3].

[58] Kebede S, Conteh IN, Steffen CA, et al. Establishing a national influenza sentinel surveillance system in a limited resource setting, experience of Sierra Leone. Health Res Policy Syst, 2013, 11: 22.

[59] Emanuel P, Jones F, Smith M, et al. The key to enabling biosurveillance is cooperative technology development. Biosecur Bioterror, 2011, 9(4): 386-393.

第 9 章 传染病信息学面临的挑战
与发展方向

　　传染病信息学是一个新兴的研究领域，它是流行病学、公共卫生统计、空间统计分析、智能信息处理、人工智能等多学科交叉的产物。传染病信息学不是一个一成不变的理论体系，而是随着多学科交叉领域前沿技术方法的发展及生物安全自身需求的提升而不断自我完善，从而使传染病信息学的发展适应不断更新的社会和技术环境。

　　目前，传染病信息学发展处于重要转型阶段，引领其变革的发展动力源自两个方面。

　　首先，大数据作为因互联网、物联网、移动计算、云计算等技术广泛应用而引发的信息处理与计算领域一个颠覆性的技术变革，正在重新定义各行各业，以全新的理念，重新塑造含公共卫生在内的各类社会组织与管理方式及其过程。传染病信息学需要以大数据的视角进行重新审视，以焕发出新的活力。事实上，大数据的理念与技术已在公共卫生领域产生巨大影响。2014 年 11 月，*Science* 上发表的论文 [1]，探讨了大数据给公共卫生领域带来的机遇与前景，认为规模庞大的、复杂关联的大数据能够使我们更深入地了解疾病的病因和结局，提高我们对健康行为的理解，发展面向公共卫生大数据的技术方法至关重要，对于提高传染病疫情的追踪和应急响应能力、传染病早期预警信号的发现能力，及对诊断性检测方法与治疗方法的研发能力有重要意义。2015 年 2 月，针对 Khoury 和 Ioannidis 的论文观点 [1]，*Science* 进一步发表论文 [2]，表示高度认同其观点，认为强大的流行病学基础与稳健的知识整合有助于推动公共卫生大数据的应用，因此，研究大数据的科学家需要和公共卫生从业者建立密切关系，这是推动公共卫生大数据走向实用化的必由之路。

　　其次，21 世纪以后，我国接连遭受 SARS 流行、人禽流感流行、甲型 H1N1 流行、甲型 H7N9 流行等重大传染病危机。如何有效应对新兴重大传染病暴发与流行带来的公共卫生危机已成为我国不得不直面的重大挑战。中国是一个人口大国，人群密集程度非常高，因此，面临更为严峻的新发突发传染病威胁。近 20 年，中国的综合国力实现了跨越式增长，伴随而来的是，城镇化突飞猛进，长期分散在广阔农村地带的人口不断向城镇集中，新兴中小城市不断涌现，小城市变大城市，大城市变特大型城市，聚居、群居、混居十分普遍，跨国界、跨地区、跨城乡的人口流动极为频繁，全球经济一体化及发达的现代化交通网络，更使得社会人群的无边界活动交往达到空前的广度和深度。客观上，这些不可逆转的变化造成了传染病极易在我国人群中大规模传播扩散。另外，生态破坏、环境污染、药物泛滥、人们生活方式改变等"文明产物"，严重威胁人、病原体与环境长期博弈建立起来的相对平衡与协调，其直接后果是导致越来越频繁、越来越超常规、越来越难以控制的重大传染病出现。以上两重因素（人群的易传播性与传染病的超常规性）的叠加，使得新发突发传染病一旦在我国的大中城市密集人群中暴发，便有可能造成极为严重的灾难性后果。可以说，我国面临着空前严峻的重大传染病威胁，危机形势远比欧美发达国家严重。为应对重大传染病危机，自2003年SARS事件以后，国家便重点投入发展传染病监测网络，先后启动了"国家救灾防病报告管理信息系统"和"传染病疫情网络直报系统"，军队也同步建立了"全军传染病疫情信息监测系统"，传染病的监测范围覆盖甲、乙、丙三大类共计39种传染病。迄今，我国基本构建完成了国家和军队传染病监测信息系统、全军医疗数据信息管理平台、传染病病原基因组学数据库、传染病病原监测平台、国家流感监测平台等世界上覆盖最为全面的传染病监测网络，实现了对各类传染病监测数据的有效监测与收集，国家、省市和军队体系建立了面向重大传染病疫情事件的应急指挥系统。这些举措使我国的传染病疫情监测与防控水平得到了显著提升。然而，传染病疫情监测数据的科学利用严重不足，主要体现：①疫情数据分散、孤立、标准不统一、非结构化、时空尺度不一致等现象仍然非常普遍；②现有的传染病监测预警系统往往只考虑传染病病例在时空上的分布变化，缺乏对与传染病暴发和流行相关的自然因素和社会因素的考虑，缺乏与传染病流行相关的自然因素和社会因素的深度分析，使得传染病预测预警的时效性较为滞后，缺乏前瞻性的风险预判；③传染病监测信息来源较为单一，早期预警效果不理想，误报率较高，无法及时快速地捕捉到突发传染病动态变化的早期征兆；④现有疫情监测系统偏重于医院渠道的病例信息（结构化数据），极少关注并切实利用互联网上实时涌动着的疫情相关信息（非结构化数据），缺乏真正的跨部门、跨行业的数据融合与综合运用。以上不足，严重制约了我国对新发突发传染病疫情的应急处置与综合防控能力，限制了疫情应急管理与处置的科学化水平。我国在应对重大传染病方面存在严重不足的严峻现实，逼使传染病信息学不仅需要在方法和技术层面进行不断改进和提升，而且需要与我国疫情防控决策直接对接，有机耦合在一起，从而使性能优异的传染病信息处理与分析技术直接转化为应对重大传染病的能力提升。

下面分别阐述传染病信息学发展的两个阶段——传染病信息学1.0和传染病信息学2.0，并结合两个阶段讨论传染病信息学面临的挑战及未来发展展望。

9.1　传染病信息学 1.0 与传染病信息学 2.0

传染病信息学主要面向传染病暴发与传播流行的全过程，旨在发展收集、处理、分析、挖掘传染病数据的技术和方法，为有效预防和控制传染病疫情提供数据和模型驱动的科学决策支持。生物安全是指由各类生物因子以及生物技术滥用所引起对人类遗传、公共健康、生物多样性和环境的生物性危害。如烈性传染病大流行、物种多样性丧失、外来物种入侵等。从传染病信息学和生物安全的概念内涵来看，传染病信息学与生物安全存在天然的密切联系，传染病信息学的科学目标正是生物安全的重要组成部分。因此，传染病信息学的未来发展需要与生物安全进行有效对接，以生物安全需求来牵引传染病信息学的前进方向，传染病信息学未来发展趋势和方向与生物安全密切相关。

生物安全的内涵非常广泛，核心部分有 3 个方面：①通过对人类、动物、植物、食品及环境中病原体信息进行实时收集、分析和解译，采用计算分类、统计分析、异常检测等信息技术进行信息挖掘和知识表达；②实现疾病暴发或生物安全事件的早期探测和预警，对监测预警体系的及时性、准确性和安全性进行评估；③应用情景模拟、仿真和决策支持等技术，为常态、非常态和重大活动中的疾病防控和生物安全相关决策提供技术支持，以应对各种公共健康和生物安全威胁。

传统的传染病信息学的内涵，主要由 4 个方面组成：①数据源：主要包括传统医学记录和症候群数据；②数据采集与传输：主要涉及采集方式、手动传输、自动传输以及数据传输过程中的安全性和保密性；③异常分析探测与可视化：主要涉及症候群如何分类、多维度异常暴发检测算法、数据交互式可视化探索分析；④系统评估与评价：主要包括构建监测系统及时性和准确性评估的指标、基于系统动态模拟仿真的性能评价。

对比以上传统的传染病信息学内涵与当前生物安全内涵，可以发现，传统意义上的传染病信息学虽然与生物安全息息相关，但耦合度非常弱，只是恰好研究对象有很大类同而已，对生物安全的支持度不强。可以说，传统的传染病信息学只能满足生物安全的初级应用需求，可以定义为传染病信息学 1.0。

传染病信息学 1.0 主要基于传统医学记录和症候群数据源的信息处理和知识挖掘，对传染病等公共卫生事件异常的早期探测和发现，它是传染病信息学 1.0 的意义所在。然而，比医学记录和症候群数据更早出现的是互联网数据，互联网数据的价值在传染病信息学 1.0 中并没有得到充分挖掘和体现，随着物联网、移动互联迅速发展，传染病监测的数据源有了极广阔的增长空间，多源异构数据对传染病监测系统的存储、查询、管理、计算分析与建模等信息处理技术和理论方法提出了更高要求，传染病信息学 1.0

难以适应和满足这些新形势下的高要求。因此，发展新兴的传染病信息学理论方法及应用框架体系势在必行，使传染病信息学能够直接满足生物安全的内在深层次需求，这个阶段的传染病信息学可以定义为传染病信息学 2.0。

9.2 传染病信息学 1.0 面临的挑战

9.2.1 数据源的广泛扩展与集成

如果将基于传统传染病数据源的研究分析体系定义为传染病信息学 1.0，那么，新时代大数据驱动的传染病数据监测、挖掘和分析可定义为传染病信息学 2.0，新一代传染病信息学应运而生主要依赖以下两大方面的机遇：从行业发展需求看，传染病监测及预警预测的信息化脚步加快，为传染病大数据产生和分析提供需求平台；从技术基础积累看，信息处理和硬件、软件技术日益成熟，物联网、传感器、IT 技术和移动互联网技术为传染病大数据产生和应用提供坚实保障。随着行业需求和信息技术的迅速发展，传染病信息学分析所依赖的数据源除了包括医院临床电子病历、医疗保险费用、医药数据、病人情绪行为数据，还应该包括环境、社会经济、人口以及基因序列、蛋白质组等类型数据，传统的传染病信息学研究的数据源逐步扩展到分子生物和社会行为两大领域。传染病信息学 2.0 在数据源上涵盖了公共健康、动植物疫病、人畜共患、社会行为与互联网开源信息等多源异构要素，未来传染病大数据主要包括以下几大方面：传染病网络直报系统、医疗信息监测体系、病原监测体系、流感监测网络、动物疫病监测体系、检验检疫监测体系、野生动物监测体系以及自然地理环境、气象气候、传播媒介、食品卫生、人口与社会经济、自然灾害、卫生资源、互联网开源信息等数据资源，全面覆盖卫生、农业、林业、环境及进出口检验检疫等相关业务部门，具有全谱全域集成监测、多源异构、分散无序、非结构化、混杂等特点，对自动化采集和分布式存储管理提出较高要求。

9.2.2 多源异构数据的有效融合

针对多源异构的传染病大数据进行高效预处理与融合是传染病预警预测分析的必要前提和基础保障，传统架构和设施满足不了传染病大数据新的存储、查询、管理、分析与可视化的需求，必须研发新一代存储、管理和分析架构和设施来满足速度需求，新一代传染病信息学研究框架和体系迫切需要整合各业务部门各领域重要新发突发病原体、主要入侵生物、人群敏感指标和环境、动物本底等监测系统数据以及互联网关于传染病的开源数据，构建统一的数据标准与管理范式，对多源异构传染病大数据进行抽取与转换，建立传染病大数据平台，实现不同类型和渠道传染病监测数据的集成与协同使用。面向传染病大数据的整合与转换技术与方法主要包括以下内容：构建传染病大数据池；建立传染病大数据的快速存储系统；多源异构、多粒度、多维度数据的建模理论与方法；大规模动态增量数据集成模式和标准化方法；高效传染病大数据清洗、检索与分析机制；传染病大数据一体化时空框架表达方法；多粒度传染病大数据的综合集成方法；建立大规模传染病流数据的实时处理与计算技术；建立面向分布式大规模图处理的索引与检索技术；建立传染病大数据质量评估方法；建立传染病大数据的保密与安全传输技术。

9.2.3　大数据处理的新方法与新技术

多源异构传染病数据集成和融合后形成的传染病大数据，拥有巨大的价值，对于实时动态掌握传染病时空传播态势及各类风险状况、及时探测传染病暴发并实现早期预警，具有重大意义。然而，传染病大数据本身并不能直接发挥作用，需要利用高效能的面向传染病大数据处理的新方法与新技术，对广泛分布在我国人群中的新发突发传染病、烈性病原体、动物源性病原体、未知病原体、媒介宿主等因素及气象、地形等自然环境和人口流动等社会环境之间复杂多变的关联关系与传播演化规律进行深度挖掘，实现对各类传染病暴发与传播流行的有效探测与实时预警。面向传染病大数据处理的传染病信息学新技术与新方法，主要包括 7 个方面：①面向传染病大数据分析的超高维数据降维方法；②传染病大数据的统计推断技术与因果性挖掘方法；③传染病影响因素的多要素抽取与时空统计分析方法；④传染病传播网络建模与深度关联分析方法；⑤多元时空信息流的传染病暴发异常征兆探测与早期预警技术；⑥基于传染病大数据态势分析的交互式可视化技术；⑦传染病传播流行全过程的模拟仿真与计算实验评估。

9.2.4　信息计算处理与疫情防控决策的有机耦合

科学的预防和控制传染病疫情，需要认识和掌握传染病暴发与传播流行的形成机制、出现条件、衍化与转化规律，全面掌握疫情的时空演化态势，并对未来一段时间的变化趋势进行预测。现有的信息计算处理模型和算法，主要源自于空间统计、人工智能、机器学习等相关学科领域，因此，虽然这些模型和算法处理传染病数据时较为有效，但针对性不强，时效性不高，对疫情危机现场的临机决策支持不够。基于传染病大数据的技术方法，需要直接与疫情防控决策直接对接，使基于数据的建模与分析结论能够直接满足决策需求。这些发展出的新技术和新方法，需要能够满足对传染病疫情全过程的实时感知、风险识别、追踪溯源、态势研判、模拟仿真、趋势预测及早期预警，并对疫情应急响应措施进行计算评估，提供多样化传染病传播流行情景的防控优化策略。

传染病信息学的技术方法，需要与疫情防控决策的 8 个重要环节进行对接。①实时感知：基于传染病多元实时数据流分析，实时感知并探测传染病传播流行的当前状态与动态变化趋势。②风险识别：利用大数据智能分析技术，将监测的疾病数据与历史基线数据进行对比，从时间和空间两个维度识别传染病的时空风险状况。③追踪溯源：对于已明确的传染病暴发，利用监测数据记录的前后关联及数据所处环境情况，追溯传染病毒在人群中扩散蔓延的传播链，从而形成对传染病传播扩散全环节的实时判断与动态控制。④态势研判：基于传染病实时数据流及自然与社会环境本底数据，利用大数据统计推断与时空统计分析方法，结合大规模数据可视化技术，对传染病演化趋势的多维度与多层面宏观状态信息进行全方位一体化展示。⑤模拟仿真：利用多智能体技术，对传染病及其所处的自然环境与社会环境进行计算建模，通过模拟仿真在计算机中构建人工疫情的映射系统，实现疫情的情景化再现。⑥趋势预测：在标准化时空框架内，对传染病导致人群感染的未来一段时间内的状态与变化趋势进行预测。⑦早期预警：利用大数据智能分析技术，充分挖掘疫情中已知和潜在未知传染病危险因素之间广泛而深切的关联关系，分析传染病监测数据之间的强关联逻辑，发现高精准预测传染病暴发的未知因子，快速、灵敏、高效探测传染病例在时空域上的异常波动，并根据异常波动情况自动实现传染病暴发的早期预警。⑧措施评估：基于人工疫情系统的情景模拟，对疫情防控的人为干预措施进行计算实验分析，利用计算实验和情景推演评估各类应对措施的实施效果，由此提出多种措施组合优化的策略。

9.3　传染病信息学 2.0 的发展方向

传染病信息学 2.0 简言之就是传染病信息学 1.0 加上大数据，即以大数据的思想、理念、模式来创新现有的传染病信息学技术和方法。在大数据的驱动下，传染病信息学 2.0 对传染病信息学 1.0 的发展可以简要概括为 3 个方面：①从传统的被动预警到现在的主动预警；②从政府主导到全民参与；③从迟滞响应到实时感知。这三点的核心，都是利用大数据方法将传染病监测预警的时间窗口尽量提前，最理想的状态是将传染病暴发消灭在萌芽状态。

从技术层面来看，传染病信息学 2.0 与 1.0 存在 4 个方面的显著不同。①监测对象和范围：传染病信息学 2.0 比 1.0 覆盖更为广泛的对象，覆盖社会经济环境、人、动植物与食品安全，以分子生物大数据和社会行为大数据尤为突出。②数据源：传染病信息学 2.0 数据具有多源异构、分散无序、非结构化、混杂等特点，对自动化采集和分布式存储管理提出较高要求。③数据分析方法：传染病信息学 2.0 着重于对实时数据流的常规化、全自动化处理，对数据规范与标准、数据转换和互操作性要求更高，针对不同来源的数据类型需要采用特定的处理技术和方法，对于多源异构数据还需要研发聚合处理方法。④驱动模式：传染病信息学 2.0 是基于数据和技术方法驱动的，追求数据到知识再到行动决策的功能和目标。

　　传染病信息学 2.0 需要解决一系列关键问题。①时效性：传统架构和设施满足不了大数据新的存储、查询、管理、分析与可视化的需求，必然要求研发新一代存储、管理和分析架构和设施来满足速度需求。②如何理解数据：将传染病领域知识用于理解大数据关联分析得到的结果，更好地理解基于大数据挖掘到的信息。同时，无论是数据的组织与管理及调用方式，数据分析方法与技术需要直接面向传染病预防与控制的决策需求。③如何解决数据质量问题：数据质量是数据分析有效性的基本前提，对响应决策具有至关重要的影响，需要尽可能的结合领域知识内涵，提升数据治理、数据实体识别与抽取等对数据进行融合后的效果，同时对融合数据进行逻辑自查，尽可能减少因多源异构数据转换带来的误差累积。④如何更好地显示有价值的结果和信息：需要研发面向大规模数据的动态时空可视化技术。⑤如何处理数据异常：传染病大数据中的异常信号有重要潜在价值，基于大数据设计的模型和算法，摆脱了对先验知识的依赖，也弱化了因果关系，由此可以由传染病大数据自身内在的关联关系挖掘这些异常信号，并识别出大量未知的传染病风险因子，从而提高预警效率。⑥系统性能评估：构建标准化的指标体系，对数据从获取、预处理到计算、分析、评估全过程进行质量控制。

　　传染病信息学 2.0 的发展需要通过计算机科学与技术、传染病信息学、生物信息学、流行病学、病原生物学、环境科学、地理信息科学等多学科前沿技术的交叉融合实现，涉及相关技术包括数据采集与存储、云计算、统计分析、人工智能控制、数据挖掘、机器学习、时空可视化等。传染病信息学 2.0 需要整合目前现有的各类传染病监测数据网络，建立国家层面的传染病监测预警体系，实现传染病暴发与传播流行的早期预警与快速响应，最大限度地避免危害发生或减少损失。

参 考 文 献

[1] Khoury MJ, Ioannidis JPA. Big data meets public health. Science, 2014, 346(6213):1054-1055.

[2] Fung IC, Tse ZT, Fu KW. Converting big data into public health. Science, 2015, 347(6222): 620.

彩　　图

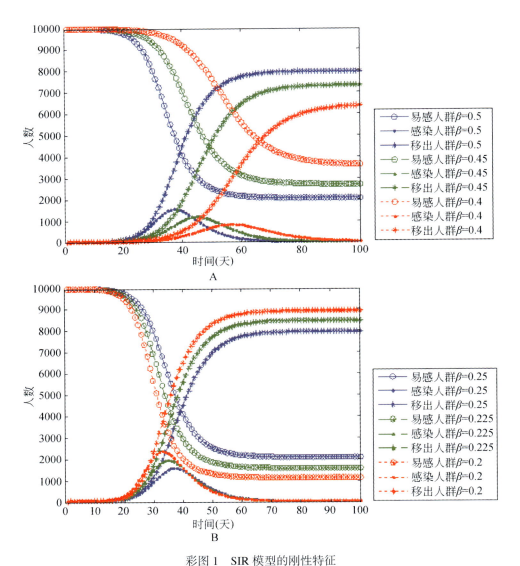

彩图 1　SIR 模型的刚性特征

A.移出率不变，对感染率进行扰动；B.感染率不变，对移出率进行扰动

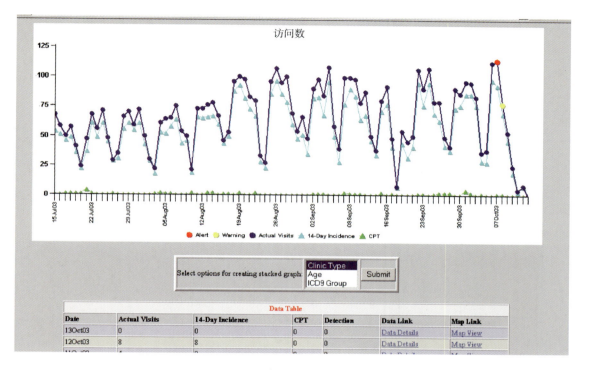

A. 通过时间序列图显示的时间分析

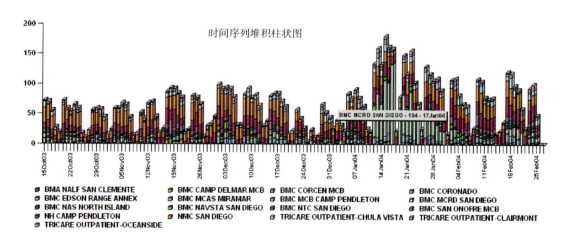

B. 通过时间序列堆积柱状图显示的时间分析

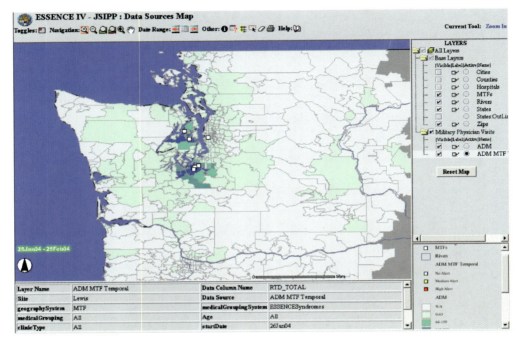

C. 地理空间分析及 GIS 制图

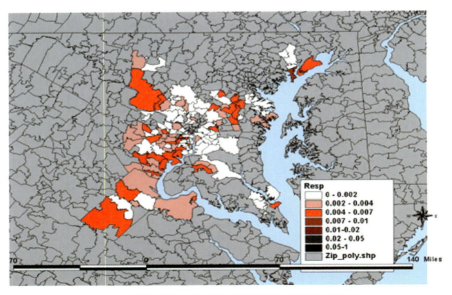

D. GIS 绘制的国家重要城市区域的呼吸系统症候群发病分布

彩图 2　ESSENCE Ⅱ 系统可视化

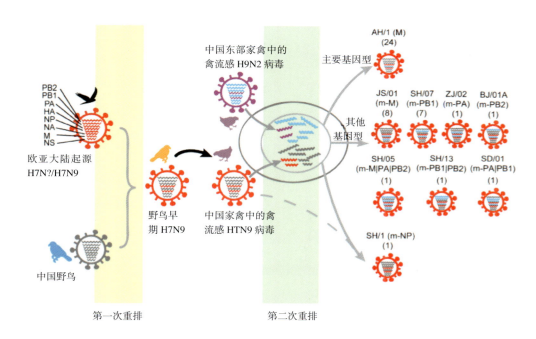

彩图 3　禽流感 H7N9 病毒产生于两次重排过程

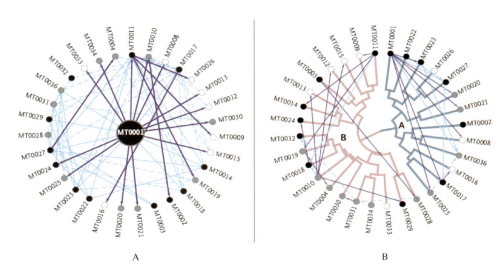

彩图 4　单独根据传统社会网络分析（A），以及整合全基因组分析与社会网络分析（B）得到的结核病传播网络

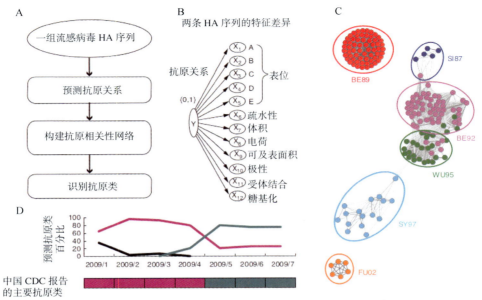

彩图 5　从人流感 H3N2 病毒的基因序列出发预测抗原类

A. 表示方法学的流程；B. 表示朴素贝叶斯模型考虑到的 12 个变量；C. 表示该方法预测的抗原类（每个圈内的病毒）与真实抗原类（相同颜色的病毒）的比较；D. 表示使用该抗原类预测方法能够及早地发现新的抗原类

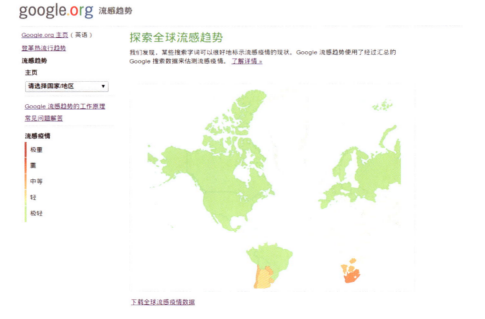

彩图 6　"谷歌流感趋势预测"的主界面，不同的颜色表示不同的严重程度，白色表示它没有应用到的国家和地区

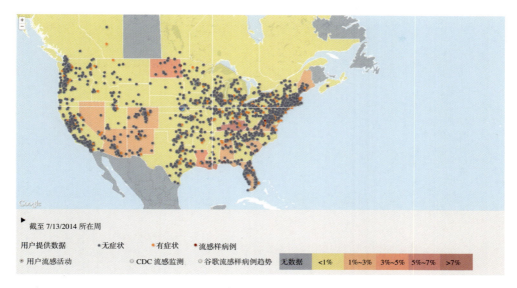

彩图 7   "Flu Near You"展示的美国各个州的流感疫情 (图片来自 https://flunearyou.org)